Wolfgang Berner

Perversion

Viele Begriffe, die wir aus der Psychoanalyse kennen, blicken auf eine lange Geschichte zurück und waren zum Teil schon vor Freuds Zeit ein Thema. Einige Begriffe haben längst den Weg aus der Fachwelt hinaus in die Umgangssprache gefunden. Alle diese Begriffe stellen heute nicht nur für die Psychoanalyse, sondern auch für andere Therapieschulen zentrale Bezugspunkte dar.

Die Reihe »Analyse der Psyche und Psychotherapie« greift grundlegende Konzepte und Begrifflichkeiten der Psychoanalyse auf und thematisiert deren jeweilige Bedeutung für und ihre Verwendung in der Therapie. Jeder Band vermittelt in knapper und kompetenter Form das Basiswissen zu einem zentralen Gegenstand, indem seine historische Entwicklung nachgezeichnet und er auf dem neuesten Stand der wissenschaftlichen Diskussion erläutert wird.

Alle Autoren sind ausgewiesene Fachleute auf ihrem Gebiet und können aus ihren langjährigen Erfahrungen in Klinik, Forschung und Lehre schöpfen. Die Reihe richtet sich in erster Linie an Psychotherapeuten aller Schulen, aber auch an Studierende in Universität und Therapieausbildung.

Unter anderem sind folgende Themenschwerpunkte in Planung:
Geschwisterdynamik | Psychose | Infantile Sexualität
Soziale Ängste | Suizidalität | Borderline-Störungen
Depression | Triangulierung | Übertragung/Gegenübertragung
Adoleszenz | Fetischismus

BAND 3 **ANALYSE DER PSYCHE UND PSYCHOTHERAPIE**

Wolfgang Berner

Perversion

Psychosozial-Verlag

Bibliografische Information der Deutschen Nationalbibliothek
Die Deutsche Nationalbibliothek verzeichnet diese Publikation in der Deutschen Nationalbibliografie; detaillierte bibliografische Daten sind im Internet über http://dnb.d-nb.de abrufbar.

2. Auflage 2017

Gesetzlich vertreten durch die persönlich haftende Gesellschaft
Wirth GmbH, Geschäftsführer: Johann Wirth
Walltorstraße 10, 35390 Gießen, Deutschland
06 41 96 99 78 0
info@psychosozial-verlag.de
www.psychosozial-verlag.de

Umschlaggestaltung & Layout: Hanspeter Ludwig, Wetzlar
Satz: Andrea Deines, Berlin
Druck und Bindung: Majuskel Medienproduktion GmbH
Elsa-Brandström-Straße 18, 35578 Wetzlar, Deutschland
Printed in Germany

ISBN 978-3-8379-2067-3 (Print)
ISBN 978-3-8379-6512-4 (E-Book-PDF)
ISSN 2943-6222

Inhalt

Einleitung · 7

Klassifikationen in der Psychiatrie: Störungen der Sexualpräferenz oder Paraphilie · · · · · · · · 11

Die Entwicklung des psychoanalytischen Perversionsbegriffs · · · · · · · · · · 17

Die »Perversion« bei Sigmund Freud · · · · · · · · · · · · · · · · · 17

Psychoanalytische Perversionskonzepte heute · · · · · · · · · · · 21

Der funktionell-dynamische Störungsbegriff · · · · · · · · · · · · 26

Eine integrierte psychoanalytische Perversionsdefinition · · · · · 29

Der Trieb: Ein Grenzbegriff zwischen Psyche und Körper · · 33

Evolutionspsychologie der Triebmuster · · · · · · · · · · · · · · · 33

»Libido« und »Aggression« · 34

Wie wirken Libido und Aggression? · · · · · · · · · · · · · · · · · 39

Zur empirischen Absicherung psychoanalytischer Einsichten · · · 41

Erscheinungsformen der Perversion · · · · · · · · · · · · · · · 53

Fetischismus · 53

Sadomasochismus · 61

Pädosexualität und Pädophilie · · · · · · · · · · · · · · · · · · · 71

Exhibitionismus · 78

Pornografiekonsum · 81

Exkurs: Perversionen bei Frauen · · · · · · · · · · · · · · · · · · 85

Unterschiede in Intensität und Verlauf · · · · · · · · · · · · 87
Die Rolle des »Analen Universums« · · · · · · · · · · · · · · · 88
Die Rolle der Aggressivität · · · · · · · · · · · · · · · · · · · 90
Die Rolle der inneren Objekte und der Objektbeziehung · · · · · 91
Äußere Ereignisse als Auslöser · · · · · · · · · · · · · · · · · 96
Suchtartiger und zwanghafter Verlauf · · · · · · · · · · · · · · 97

Konsequenzen für die psychotherapeutische Arbeit · · · · · 101
Eine »Basis-Therapie« zur »Ich-Stärkung« · · · · · · · · · · · · 101
Entsexualisierung der Übertragung · · · · · · · · · · · · · · · · 104
Das Dilemma in der Behandlung
pervers-erotischer Übertragungen · · · · · · · · · · · · · · · · 107
Der Ausweg aus dem Dilemma · · · · · · · · · · · · · · · · · · 119
Prinzipien einer psychoanalytischen Behandlung
von Perversionen · 126
Medikamentöse Behandlung · · · · · · · · · · · · · · · · · · · 128

Schlussbemerkung
Identitätsverlust und Persönlichkeit · · · · · · · · · · · · · · 131

Literatur · 133

Einleitung

Der Begriff der Perversion wird heute im Kontext der Psychiatrie und Psychotherapie kaum noch benutzt. In den psychiatrischen Klassifikationssystemen wird er durch die Bezeichnung »Paraphilie« (DSM-IV-TR) oder durch »Störung der Sexualpräferenz« (ICD-10) ersetzt. Die Gründe dafür sind vielfältig, und ihre Darstellung wird mir die Gelegenheit geben, deutlich zu machen, warum der alte Begriff der Perversion und die neuen Begriffe nicht dieselben Phänomene bezeichnen. Der Perversionsbegriff wird heute vorrangig in der Psychoanalyse verwendet, scheint aber auch dort schon lange nicht mehr ausschließlich das zu bezeichnen, was Sigmund Freud ursprünglich damit gemeint hatte.

In den ersten Kapiteln dieses Buches wird es zunächst um eine Begriffsklärung gehen, bevor die damit bezeichneten Phänomene behandelt werden können. Ein kurzer Ausflug zu den »Grenzlinien zwischen Körper und Psyche«, die Freud veranlassten, seine Triebtheorie mit den beiden Grundkräften Libido und Destrudo zu konzipieren, soll zeigen, wo wir heute (in der Biologie und Psychologie) diese Grenzlinie ziehen könnten. Freud verstand den Trieb als »Arbeitsauftrag des Körpers an die Psyche«. Gerade bei der Sexualität kann man an diesen »Arbeitsaufträgen« nicht vorbeigehen. Die neueren Konzepte aus Biologie und Evolutionspsychologie haben das, was als »Störung der sexuellen Präferenz« bezeichnet wird, beeinflusst und in indirekter Form auch unsere Vorstellungen von der Perversion im psychoanalytischen Sinn.

Die meisten ursprünglich von Richard von Krafft-Ebing (zwischen 1886 und 1902) als »Perversionen« beschriebenen Phänomene, die später von Freud einer psychodynamischen Betrachtung und Interpretation unterzogen wurden, sind heute noch anzutreffen und werden in den folgenden Kapiteln exemplarisch (eine Enzyklopädie der Perversion ist nicht zu leisten) und mit Fallbeispielen beschrieben, so wie man ihnen in der psychotherapeutischen Praxis begegnet.

Die psychodynamischen Ansichten über die Entstehung von Perversionen haben sich stark verändert. Die Frage, ob diese Veränderungen mehr geänderten Blickwinkeln oder ob diese neuen Blickwinkel neuen Erkenntnissen entsprechen, muss einstweilen offenbleiben. Liegt es daran, dass die alten Sichtweisen zu wenig therapeutische Effekte zeigten, oder hat das ganze Thema »Sexualität und Erotik« eine neue gesellschaftliche Bedeutung bekommen, die es notwendig macht, ganz andere Erscheinungen zu »pathologisieren« und für behandlungsbedürftig zu erklären, als das vor hundert Jahren der Fall war?

Ein Beispiel der geänderten Sicht ist, dass auch Psychoanalytiker heute geneigt sind, eine erzwungene Kohabitation mit einem heterosexuellen Partner als Perversion zu bezeichnen, besonders wenn diese grob ausbeutenden Charakter hatte und nur dem Spannungsabbau eines der beiden Beteiligten diente. Nach der klassischen Definition handelte es sich dabei keineswegs um eine »Perversion«, sondern höchstens um Egoismus, möglicherweise um einen asozialen Übergriff. Der klassische Psychoanalytiker hätte sich vermutlich gefragt, ob er einen so psychopathisch veranlagten Menschen überhaupt analysieren könne, er wäre aber nicht auf die Idee gekommen, dem Betreffenden die Diagnose »Perversion« zu geben, da er ja keine Probleme hat, das Sexualziel der Kohabitation mit einem dazu geeigneten Partner zu vollziehen.

Aber außerhalb dieser definitorisch kontroversen Fälle möchte ich zeigen, dass wir auch in den »klassischen Fällen« (Fetischismus, Sadismus und Exhibitionismus) zunächst die zugrunde liegende Persönlichkeitsstruktur untersuchen und differenzieren müssen, um entscheiden zu können, welche Form einer psychoanalytischen oder einer anders strukturierten

Therapie den Personen angeboten werden kann. Ein Hauptanliegen dieses Bandes wird sein, zu zeigen, dass die klassische Psychoanalyse in einigen dieser Fälle (bei der neurotischen, eventuell auch bei der Borderline-Persönlichkeitsstruktur) Hilfe bringen kann, dass bei anderen Fällen eine etwas veränderte psychoanalytische Technik zur Anwendung kommen muss und dass in den mit Psychoanalyse nicht behandelbaren Fällen psychoanalytisches Verstehen andere Techniken effektiver gestalten lässt.

Klassifikationen in der Psychiatrie: Störungen der Sexualpräferenz oder Paraphilie

Um zu verstehen, warum sich die Psychoanalyse noch immer der Bezeichnung »Perversion« bedient, ist zunächst zu klären, warum diese Bezeichnung in den empirisch orientierten Wissenschaften aufgegeben wurde. Die Definitionen im Bereich der Psychiatrie sind nur vor dem Hintergrund der Ideologie der modernen psychiatrischen Klassifikationssysteme zu verstehen, die sich erst nach einem schwierigen Einigungsprozess unter Fachvertretern entwickelt haben: Für das »Diagnostic and Statistical Manual« (DSM) – dessen vierte Fassung derzeit im Gebrauch ist – fand dieser Einigungsprozess innerhalb der Mitglieder der Vereinigung amerikanischer Psychiater (APA) statt; für die »Internationale Klassifikation der Krankheiten« (ICD) – deren zehnte Revision in Europa als verbindlicher Standard gilt – innerhalb der Psychiater der Weltgesundheitsorganisation.

Diese Ideologie vermeidet es, sich für eine der kontroversen Konzepte über die ungeklärte Entstehung psychischer Störungen (auch der Krankheitsbegriff wird vermieden) festzulegen, und will Störungen auf einer beobachtbaren Symptomebene definieren, wobei die genannten Symptome jeweils »reliabel« beschreibbar sein müssen – das heißt, mehrere Beobachter würden diese Symptome nach Prüfung des Falles in gleicher Weise sehen und beschreiben können.

Ein weiterer Grundsatz psychiatrischer Diagnostik besteht darin, nur jene Phänomene dem Störungsbegriff zuzuordnen, die tatsächlich eine möglichst objektive und subjektive Funktionseinschränkung (Leiden) für den Betroffenen bedeuten. Gerade in jenen Bereichen, in denen eindeutige körperliche Funktionseinschränkungen – das Definitionsmerkmal körperlicher Krankheiten – fehlen, ist Vorsicht und Beschränkung geboten, um der Gefahr zu entgehen, dass die Medizin als Sanktionsmittel von der Gesellschaft missbraucht wird. Das ist besonders bei den sogenannten Persönlichkeitsstörungen und den sexuellen Störungen so. In einer »offenen« demokratischen Gesellschaft gehört der Schutz von Minderheiten zu den Grundprinzipien. Zu solchen Minderheiten gehören auch Menschen mit bestimmten sexuellen Vorlieben, etwa der Neigung zu promisken Beziehungen oder erotischen Fesselspielen. Sie sollen weder direkt noch indirekt zu einer Behandlung gezwungen werden, wenn sie selbst nicht leiden und auch niemand anderen gefährden.

Durch die Erfahrungen des Missbrauchs der Medizin unter bestimmten politischen Verhältnissen gewarnt, haben sich daher die großen internationalen Psychiater-Vereinigungen entschlossen, ihr diagnostisches Instrumentarium von allen moralisierenden und anderen einseitigen Wertsystemen so weit wie möglich freizuhalten und sich auf das zu beschränken, was als die ursprüngliche und anerkannte Aufgabe der Medizin in der Gesellschaft gilt: individuelles (körperliches) Leiden zu benennen (Diagnosen zu stellen) und mit den Maßnahmen zu behandeln, die die Integrität der Person am wenigsten gefährden (Therapien durchzuführen): Nur Leiden, die körperlichen Ursprungs sind oder bei denen ein Zusammenhang mit körperlichem Erleben naheliegt, fallen unter die Zuständigkeit der Medizin. Der Begriff der Störung bezeichnet den großen Übergangsbereich zwischen behandlungsorientierter Psychologie und (psychiatrischer) Medizin.

Da besonders im Bereich der Psychosomatik ein ständiger wechselseitiger Einfluss von Körper und Psyche reflektiert werden muss, bedarf es für diesen Übergangsbereich eines eigenen Begriffs. Das gilt auch – wenn nicht sogar besonders – für sexuelle Vorlieben – etwa die Begeisterung für einen Fetisch –, wobei sich die Frage aufdrängt, ob sie überhaupt als behandlungsbedürftig angesehen werden dürfen.

Diese Frage hat sich besonders an der Homosexualität entzündet, die nach einer heftig geführten Debatte in der amerikanischen Psychiater-Vereinigung zunächst aus dem amerikanischen DSM entfernt wurde und anschließend auch aus der ICD verschwand. Damit war es den Vertretern der homosexuellen Minderheit gelungen, endlich nicht mehr als krank oder prinzipiell gestört im psychiatrischen Sinn bezeichnet zu werden, sondern als eine »Variante des Natürlichen« Anerkennung zu finden.

Ähnliche Tendenzen haben nun auch Interessenvertreter anderer sexueller Vorlieben gezeigt, wie der an BDSM-Interessierten (die Abkürzung bezeichnet Vorlieben für »bondage«, »discipline«, »submission«, »sadism« und »masochism«, um das belastete Wort »Sadomasochismus« zu vermeiden). Sie haben den Anspruch, dass auch ihre Vorlieben nicht als behandlungsbedürftige Störung disqualifiziert werden. Da allerdings nach den genannten psychiatrischen Diagnosesystemen nur diejenigen sexuellen Vorlieben dem Störungsbegriff zugeordnet werden, bei denen eindeutig subjektives Leiden auftritt oder bei denen anderen zugefügtes Leiden eindeutig objektivierbar ist, scheinen die BDSM-Interessierten ohnehin nicht betroffen. Das wäre nur so lange der Fall gewesen, solange man den umfassenderen Begriff »Perversion« beibehalten hätte.

Störung der Sexualpräferenz (ICD-10) beziehungsweise Paraphilie (DSM-IV-TR) wird in den diagnostischen Manualen zunächst allgemein definiert:

- wiederkehrende, intensive, sexuell erregende Fantasien, sexuell dranghafte Bedürfnisse oder Verhaltensweisen, bezogen auf
- nichtmenschliche Objekte,
- das Leiden oder die Demütigung von sich selbst oder eines Partners,
- Kinder oder andere nicht einwilligende bzw. nicht einwilligungsfähige Personen;
- Dauer der angesprochenen Symptome, um sie als Störung bezeichnen zu können: mindestens sechs Monate;
- die Störung kann obligaten oder episodischen Charakter haben;
- sie muss zu Leiden oder Beeinträchtigung in sozialen, beruflichen oder anderen Lebensbereichen geführt haben.

Diese allgemeinen Definitionsmerkmale werden im DSM-IV-TR als Kriterium A bezeichnet. Das Kriterium B definiert im Einzelnen die Bedingungen der Diagnosen für *Pädophilie, Voyeurismus,*

Exhibitionismus und *Frotteurismus* auf der einen Seite sowie des *Sadismus* auf der anderen Seite. Während für die ersten vier Diagnosen das »Ausleben« der Störung genügt, wird für den Sadismus die Möglichkeit ins Auge gefasst, dass dieser einvernehmlich mit einem Partner ausgelebt werden könnte, was dann nicht mehr als behandelbare Störung, sondern als eine »Vorliebe« gelten würde.

Bei Sadismus wird die Diagnose gestellt, wenn die Person das sexuell dranghafte Bedürfnis mit einer *nicht einverstandenen* Person *ausgelebt* hat oder wenn das Bedürfnis zu deutlichem Leiden oder zu zwischenmenschlichen Schwierigkeiten führte. Die übrigen Paraphilien werden diagnostiziert, wenn das Bedürfnis in klinisch bedeutsamer Weise zum Leiden oder zu einer Beeinträchtigung in sozialen, beruflichen oder anderen Funktionsbereichen führt.

Bei diesen Definitionen wird deutlich, dass sich auch der Gegenstand, den die Bezeichnung »Störung der Sexualpräferenz« bzw. »Paraphilie« umfasst, von dem unterscheidet, was man früher allgemein als »Perversion« bezeichnet hat. Das war ein sexuelles Erregungsmuster, das das vermeintliche biologische Ziel der Sexualität, nämlich das Zeugen von Kindern durch Kohabitation mit einem heterosexuellen Partner, aufgegeben hat und sich mit einem Teil der damit verbundenen Lust als Hauptziel begnügte. Es handelte sich um eine Art sexueller Ersatzbefriedigung zur Vermeidung von Kohabitation und Prokreation.

Die neuen Begriffe der Paraphilie bzw. der Störung der Sexualpräferenz stellen ein anderes zentrales Definitionsmerkmal in den Vordergrund, und das ist die *Beziehungsfeindlichkeit*. Die Unfähigkeit, die eigenen sexuellen Bedürfnisse in Gegenseitigkeit mit einem Partner zu teilen und zu entwickeln, wird zum zentralen Merkmal, gleich ob es sich um die Idealisierung eines Fetischs handelt oder einen sadistischen Impuls, der die Angst im Auge des anderen benötigt, um sexuelle Erregung zu erreichen. Darum werden auch in den derzeitigen psychiatrischen Klassifikationen sadomasochistische Arrangements, bei denen beide Partner im gegenseitigen Einvernehmen handeln, nicht mehr als »Störung« eingestuft, sondern als eine private Vorliebe, die für psychologische oder medizinische Therapeuten ohne Belang sind, solange niemand darunter leidet.

Im Einzelnen werden in den Klassifikationen die in der Tabelle genannten Störungen abgehandelt.

Störungen der Sexualpräferenz (ICD-10: F 65)	Paraphilien (DSM-IV-TR: 302)
F 65.0 Fetischismus	302.4 Exhibitionismus
F 65.1 fetischistischer Transvestismus	302.81 Fetischismus
F 65.2 Exhibitionismus	302.89 Frotteurismus
F 65.3 Voyeurismus	302.2 Pädophilie
F 65.4 Pädophilie	302.83 Sexueller Masochismus
F 65.5 Sadomasochismus	302.84 Sexueller Sadismus
F 65.6 Multiple Störungen der Sexualpräferenz	302.3 Transvestitischer Fetischismus
F 65.6 Sonstige Störungen der Sexualpräferenz	302.82 Voyeurismus
F 65.7 Nicht näher bezeichnete Störungen der Sexualpräferenz	302.9 Nicht näher bezeichnete Paraphilie

Tabelle 1: Die einzelnen Störungen der Sexualpräferenz (ICD-10) bzw. Paraphilien (DSM-IV-TR)

Die letzten zwei Kategorien in der ICD und die letzte im DSM sind besonders wichtig, da es auf der phänomenologischen Ebene eine große Zahl weiterer beschreibbarer Störungen gibt – etwa die Koprophilie (eine Vorliebe für Fäkalien) oder den Amelotatismus (eine Faszination an amputierten Gliedmaßen) –, die als Einzelerscheinungen oder in Kombination auftreten können. Die erstaunliche Vielfalt der beschreibbaren Störungen, unter denen die Betroffenen mehr oder weniger leiden, wirft die Frage auf, wie es wohl möglich ist, dass so ganz unterschiedliche Vorlieben entstehen können, die – besonders wenn sie ausschließlichen Charakter haben – oft nur einer kleinen Minderheit von Menschen – zum weitaus überwiegenden Teil Männern – nachvollziehbar erscheinen. Die anderen stehen zunächst staunend davor und können nicht verstehen, wie diese Vorlieben zur einzigen und ausschließlichen sexuellen Lustquelle werden.

Die veränderte gesellschaftliche Haltung gegenüber dem, was vor etwa 130 Jahren von Richard von Krafft-Ebing und vor etwas mehr als 100 Jahren von Sigmund Freud als »Perversion« bezeichnet wurde, drückt sich in der eben beschriebenen psychiatrischen Klassifikation aus. Aber auch im Rahmen der Psychoanalyse hat sich trotz Beibehaltung des Begriffs das Spektrum dessen, was als Perversion bezeichnet wird, deutlich verschoben, was nur vor dem Hintergrund einer hundertjährigen Entwicklung zu verstehen ist.

Die Entwicklung des psychoanalytischen Perversionsbegriffs

Die »Perversion« bei Sigmund Freud

In den drei Abhandlungen zur Sexualtheorie (1905) definiert Sigmund Freud die Perversion zunächst nicht anders als seine Zeitgenossen: Perversion wäre eine (dauerhafte, nicht nur gelegentlich auftretende) *Abweichung vom Sexualziel* der Kohabitation. Diese Abweichung könne einerseits (als »anatomische Überschreitung«) andere Körperteile betreffen (etwa eine Vorliebe für Füße im Fetischismus), andererseits auch durch Fixierung auf Handlungen entstehen, die bei den meisten anderen Menschen vorläufige Sexualziele auf dem Weg zur Kohabitation darstellen (etwa das Küssen oder ausschließliches Streicheln): Es handelt sich in beiden Fällen von Abweichungen um Überbetonung von Lustelementen, wie sie auch bei gewöhnlichen sexuellen Begegnungen vorkommen.

Die *Abweichung vom Sexualobjekt* der heterosexuellen Kohabitation auf ein gleichgeschlechtliches Objekt wird nicht ohne Weiteres zur Perversion gerechnet, sondern ihr als »Inversion« zunächst an die Seite gestellt, was als erster Ansatz verstanden werden kann, die Homosexualität deutlich von den Perversionen abzugrenzen. Dies gilt heute als ganz selbstverständlich, damals aber musste das schon aufgrund des zentralen Definitionsmerkmals – Vermeidung von Prokreation – anders gesehen werden.

Die bei Freud angeführten Detailbetrachtungen entsprechen zum größten Teil einer scharfsinnigen, kritischen Sichtung der Beobachtungen der damaligen Sexualwissenschaft – vor allem jenen von Richard von Krafft-Ebing, Havellock Ellis, Ivan Bloch und Magnus Hirschfeld, ohne dass Freud deren theoretische Schlüsse immer ganz mitvollzogen hat. Das wird deutlich am Beispiel des Fetischismus, bei dem Freud Binets Ansicht, dass es sich dabei um frühe Verknüpfungen scheinbar unbedeutender Wahrnehmungen mit sexueller Erregung handle, zunächst teilt, dann aber hinterfragt, warum solche Verknüpfungen nicht öfter vorkommen und damit eine Vielfalt erregender Gegenstände erzeugen. Damit lenkt er den Blick darauf, dass die *Ausschließlichkeit des Fetischs als einzig erregenden Stimulus* in diesen Fällen das eigentlich Erklärungsbedürftige sei (Freud 1905, S. 57).

Der neue Blick des Freud'schen Ansatzes besteht in der Beobachtung von Ähnlichkeiten der Phänomenologie der Perversionen mit dem lustvollen Spielen von Kindern mit ihren erogenen Zonen und frühen, damit verbundenen Sexualfantasien (beschrieben als »Partialtriebe«): Bei Perversionen werden die aus oraler und analer Zeit stammenden Sexualbetätigungen überbetont und zur Abwehr der mit Konfliktangst verbundenen genitalen Betätigungen eingesetzt. Auch bei den lediglich durch fließende Übergänge vom Normalen abgegrenzten »Neurotikern« (Hysterie- und Zwangskranken) würden sich gehemmte Tendenzen von infantilen Sexualäußerungen finden, die dem kindlichen Spiel und den damit verbundenen Fantasien entsprechen. Dies ist allerdings nur zu erschließen und nicht direkt zu beobachten, sodass diese Generalisierung bis heute umstritten bleibt – auch innerhalb der psychoanalytischen Schulen.

In späteren Jahren hat sich Freud von der rein phänomenologischen Beschreibung der Perversion (Definition durch beobachtbare Symptome bzw. Handlungen) weitgehend abgewandt und die Perversion nur noch psychodynamisch definiert, also lediglich durch ihre Funktion für das Seelenleben. Im *Fetischismus* (1927) und in der *Ichspaltung im Abwehrvorgang* (1940) wird der Fetisch zum zentralen Definitionselement der Perversion. Die Bezeichnung »Perversion« wird nur mehr für die Formen bizarren Sexualverhaltens benutzt, wo angenommen werden kann, dass Kastrationsangst der Anlass war, einen (körpernahen) Fetisch erotisch zu besetzen und ihm den Vorzug vor der Stimulierung durch den Körper eines Sexualpartners zu geben.

Die Perversion wird durch ihre Funktion, vor Kastrationsangst zu schützen, definiert, was im Falle des Fetischismus daran erkannt wird, dass ohne einen solchen Fetisch Kohabitation kaum mehr möglich ist.

»Kastrationsangst« bedeutete ursprünglich für Freud die Angst vor dem Verlust des Lust spendenden Organs – des Penis –, hervorgerufen durch traumatische Erlebnisse im Zusammenhang mit der ersten bewussten Wahrnehmung des Geschlechtsunterschiedes. Der Anblick der Penislosigkeit der Frau lässt den Knaben fürchten, ihm könnte »auch« sein Genitale abhandenkommen. Eine Möglichkeit, die Kastrationsangst zu umgehen, war nach Freud (1927) das Vermeiden des Anblicks des Sexualorgans der Frau – das gleichzeitig stimulierend und Angst auslösend wirkt – und das Abwenden des Blicks auf etwas, was gleichzeitig beruhigend und Sicherheit spendend wirkt: ein Kleidungsstück oder ein anderer Körperteil.

Spätere Autoren haben den möglichen Zusammenhang mit dem von Donald W. Winnicott (1953) beschriebenen »Übergangsobjekt« ausführlich diskutiert. Das Tuch oder Kuscheltier, zu dem das Kind Zuflucht nimmt, wenn es die Trennung von der Mutter nicht erträgt, und das später die Ablösung von ihr erleichtert. Winnicott selbst (ebd.) und einer Reihe weiterer Autoren wie Robert C. Bak (1974) war es aber wichtig, darauf hinzuweisen, dass das »Übergangsobjekt« in der Entwicklung fast aller Kinder eine wichtige Rolle zur Überwindung von Trennungsängsten spiele. Es repräsentiere immer einen Teil der Mutter und erfahre nur ganz selten (erst in der phallischen Phase oder auch noch später) eine Sexualisierung, werde als Masturbationshilfsmittel benutzt und könne so zum Fetisch werden. Bak hebt hervor, dass es auch Fetische gebe, die keinen Bezug zum Übergangsobjekt hätten.

Besonders ausführlich hat sich Phyllis Greenacre (1979) der Frage gewidmet, worin der Unterschied zwischen Übergangsobjekt und Fetisch besteht: Während das Übergangsobjekt meist etwas Weiches und nicht scharf Abgegrenztes sei – es müsse sich gut anfühlen –, wären Fetische oft hart, von großer Konkretheit und oft spiele der Geruch eine wichtige Rolle (siehe das Kapitel zum psychodynamischen Verständnis).

Bei Freud repräsentiert der Fetisch dem durch den Anblick des weiblichen Genitales erschrockenen Jungen den *Phallus der Frau*. Der Blick heftet sich an einen Körperteil der Mutter oder einen Gegenstand, um den Geschlechtsunterschied nicht wahrnehmen zu müssen. Ein Teil des kindlichen Ichs anerkenne, was es gesehen habe – »die Lücke« –, stelle sich damit der Realität und entwickle sich weiter. Dieser Teil werde aber durch einen Riss (eine Spaltung) vom anderen Teil des kindlichen Ichs getrennt, mit dem das Kind die Wahrnehmung verleugne (so tut, als ob es nichts gesehen hätte – Freud 1940): Ein Leben lang wird dieser verleugnende Teil des Ichs einerseits sexuelles Begehren und Fantasieren bestimmen, andererseits an das ursprüngliche kindliche Niveau der Wahrnehmung gebunden bleiben. Freud hat die Frage nicht ausreichend beantwortet, *warum* für manche Männer der Anblick des weiblichen Genitales etwas so massiv Erschreckendes habe, dass sie zum Fetisch Zuflucht nehmen müssten, und für andere dieses »Trauma« durchaus bewältigbar bleibe.

Sheldon Bach hat sehr anschaulich eine Antwort auf diese Frage gegeben, die viele Psychoanalytiker teilen:

> »Man könnte mutmaßen, dass in manchen Fällen die ganze Mutter – nicht nur ihr Genitale – traumatisch war. Oder, um es konkreter auszudrücken: dass manche der Kinder, die diesen Anblick traumatisch finden, nicht nur eine fantasierte Lücke im Bereich des weiblichen Genitales entdeckten, sondern eine aktuelle Lücke in der Bezogenheit, und dass so die ganze kindliche Seele mobilisiert wird, um diese Lücke zu verleugnen und zu überbrücken. In bestimmten Fällen kann man diese Fantasie von einem erschreckenden genitalen Nichts als eine ultimative Körper-Metapher für eine Serie von Verlusten ansehen, die in der Angst kulminierten, dass es niemanden gebe, der liebt oder geliebt werden kann« (Bach 1994, S. 12, eigene Übersetzung).

Das mütterliche Genitale scheint in dieser Metapher einen *Mangel an Bezogenheit* zu repräsentieren, einen Mangel der Bezogenheit der Mutter zu ihrem Kind. Aus diesem Grund hat auch Nikolaus Becker darauf aufmerksam gemacht, dass eine Perversion auch heute noch als Abwehr libidinöser Triebabkömmlinge, die Kastrationsangst heraufbeschwören, konzeptualisiert werden könnte, aber »mit den Besonderheiten der dazugehörenden dyadischen *Beziehungs*abkömmlinge, die von der Mutter stammen« (Becker

2008, S. 160): Das heißt, das Triebbedürfnis sollte nie ohne die gesamte Objektrepräsentanz, auf die es ursprünglich einmal gerichtet war (die Mutter), gesehen werden.

Psychoanalytische Perversionskonzepte heute

Um die Beziehung zwischen Mutter und Kind geht es auch zunehmend bei jenen psychoanalytischen Autorinnen und Autoren, die sich in den letzten fünfzig Jahren mit dem Thema beschäftigt haben: Robert C. Bak (1953) zum Beispiel war einer der ersten, der bei Fällen von Fetischismus eine Störung der Mutter-Kind-Beziehung beschrieb, die zu massiven Trennungsängsten führte. Phyllis Greenacre (1953, 1955, 1968, 1970 und 1979) beschrieb mehrfach Störungen der Mutter-Kind-Beziehung in den ersten 18 bis 24 Lebensmonaten des Kindes, die zu einer Störung des Körper-Selbst und daraus resultierend des gesamten Selbst-Bildes führten, zu einer Projektion von *Aggression* auf alle Beziehungsobjekte. Je deutlicher vom primären Bezugsobjekt schon früh Gefahr auszugehen schien, umso mehr wird sich die Kastrationsangst während der dann folgenden phallischen und ödipalen Periode intensivieren.

Masud R. Khan (1983) schlug sogar vor, in Perversionen das Sexualobjekt als »as-if transitional object« (ein Pseudo-Übergangsobjekt) zu sehen. Er bezog sich dabei auf Winnicotts Feststellung, dass in Fällen, in denen es aufgrund mangelnder mütterlicher Haltefunktion zu einer mangelnden Integration von Ich-Funktionen kommt, das Übergangsobjekt (der tröstende Deckenzipfel oder das Kuscheltier) eine ganz andere Funktion und andere Eigenschaften annimmt. Es werde in solchen Fällen zum Fetisch und als Masturbationsmittel benutzt – was sonst mit dem Übergangsobjekt von Kindern kaum bis gar nicht geschehe. Die Konsequenz sei eine spätere Zuflucht zu einem perversen Beziehungsstil und die Vermeidung affektiv warmer und intimer Beziehungen.

Ähnlich argumentiert Joyce McDougall (1985), wenn sie feststellt, dass bei Patienten mit Perversionen oft zu beobachten sei, dass die Mutter-Kind-Beziehung den Prozess stetiger Internalisierung nicht genügend fördern konnte, sodass das Kind nur unzureichend eine autonome psychische Struktur auszubilden vermochte. Der Zusammenbruch der Internalisierungsprozesse führe auch dazu, dass das Kind das Übergangsobjekt nicht ausreichend genug nutze, um sich die Trennung von der Mutter zu erleichtern. Das bedeutet, dass sich in diesen Fällen das Übergangsobjekt nicht wie sonst weiterentwickle, sodass es schließlich die »ganze mütterliche Person« symbolisieren könne. Es bleibe ein hoch erotisierter »Persönlichkeitsteil« (Partialobjekt) mit einer sehr direkten und konkreten Fähigkeit, Lust hervorzurufen (etwa durch Benutzung während der Masturbation).

Deutlich weiter reicht Robert J. Stollers (1975) Perspektive, der die mit der Perversion verbundenen aggressiven Gefühle ganz in den Vordergrund stellt, wenn er Perversion die »erotische Form von Hass« nennt beziehungsweise die Umkehrung einer Niederlage in der Kindheit in einen Triumph im Erwachsenenalter. Stollers Position wird von einem Großteil der Psychoanalytiker geteilt und seine Definition der Perversion gilt damit als die verbindlichste (vgl. Brenner 1996; Eshel 2005; Stein 2000; Berner 2005).

Nach Stollers Ansicht bedeutet Kastrationsangst nicht einfach Angst vor dem Verlust des Lust spendenden Organs, sondern Angst vor dem Verlust der Identität als Mann und des Gefühls einer Zugehörigkeit, die sich auf die Geschlechtsidentität bezieht. Denn in der frühen Kindheit identifizierten sich zunächst beide Geschlechter mit der Mutter und entwickelten so eine primär weibliche Identität. Um sich wirklich männlich zu fühlen, müsse sich der Junge in seiner Entwicklung der Aufgabe stellen, seine ursprüngliche Identifikation mit der Weiblichkeit aufzugeben beziehungsweise sie zu transformieren. Eine Störung in diesem Transformationsprozess ist nach Stoller der stärkste Förderer der Perversion (»the greatest promotor of perversion« – Stoller 1975, S. 99).

Durch die Betonung der Notwendigkeit dieses Transformationsprozesses hat Stoller auch einen der wichtigsten psychodynamischen Faktoren angesprochen, der erklären kann, warum Perversionen bei Männern wesentlich häufiger anzutreffen sind als bei Frauen, die ja einen solchen Prozess der Desidentifizierung (Greenson 1968) nicht benötigen. Sie behalten ja ihr Leben lang die Geschlechtsidentität der Mutter bei. Ihre Abgrenzungen von der Mutter haben einen ganz anderen Charakter (vgl. Fast 1984).

Nur wenig später sind die Arbeiten von Mervin Glasser (1979, 1986) erschienen, der ebenfalls – die früheren Autoren bestätigend – deutlich machte, dass die zentrale Konfliktsituation des späteren perversen Patienten nicht in der ödipalen Triade zu suchen sei, sondern früher in einer dualen Konfliktsituation mit der Mutter, die er »core-complex« (Kernkonflikt) nennt: Es handle sich um einen unerträglichen Konflikt zwischen einer tiefen Verbundenheit mit der Mutter, die gleichbedeutend sei mit der Auflösung des Selbst (Identitätsverlust), und einer Getrenntheit von der Mutter, was unerträgliche Einsamkeit und Angst bedeute. Auch bei Glasser ist der einzige Ausweg aus einem solchen »Mutterkomplex« die Sexualisierung von gegen sie gerichtete Aggression.

Die Untersuchungen zur Perversion haben sich in den letzten hundert Jahren in zwei Richtungen entwickelt: Einerseits wurde die frühe (vorödipale) Beziehung zur Mutter immer wichtiger und damit die allgemeine Beziehungsfähigkeit der Betroffenen. Andererseits wurde das Element aggressiver (feindseliger) Affekte als wichtiger eingeschätzt als die noch von Freud so zentral gesehene »libidinöse« Entwicklung. Nur Janine Chasseguet-Smirgel (1975, 1984, 1986) bleibt dem Ansatz Freuds treu, dass die Phasen der Libidoentwicklung das zentrale strukturierende Element des Seelenlebens darstellen, und beschreibt Perversionen, besonders den Sadomasochismus, als Regression auf die anale Stufe der Libidoentwicklung sowohl im Hinblick auf die gewünschte Partialtrieb-Befriedigungen als auch im Hinblick auf die in diesem Stadium zur Verfügung stehenden Abwehrleistungen.

Allerdings erweitert sie den von Freud beschriebenen Mechanismus der Verleugnung der Realität (der Penislosigkeit der Mutter) und der damit verbundenen Ich-Spaltung (in den die Realität anerkennenden und den nicht anerkennenden Teil): Die Verleugnung wäre vielmehr eine Verleugnung der ganzen genitalen Welt *des Vaters*, der dafür stehe, dass der Junge (im Falle der weiblichen Perversion auch das Mädchen) der Mutter nicht genügen könne. Der Vater wird damit der eigentliche Repräsentant der Realität, einer Welt des Unterschieds sowohl zwischen Mann und Frau als auch zwischen Kindern und Erwachsenen.

Nach Chasseguet-Smirgel könne die Verleugnung und Spaltung nur durch eine gleichzeitige Idealisierung einer prägenitalen (analsadistischen) Welt aufrechterhalten werden, die dann im Bewusstsein des Kindes der genitalen überlegen wäre. In dieser prägenitalen Welt zählen andere Werte, eine Aufhebung von Unterschieden, das Gleichsetzen von Mann und Frau beziehungsweise von Kind und Erwachsenen, eine Tendenz, alles Lustvolle gewissermaßen wie in einem Verdauungsvorgang zu zerstückeln, zu homogenisieren und dann auszuscheiden.

Die Idealisierung und Beibehaltung der prägenitalen Erotik wird durch eine Mutter gefördert, die das Kind in der Illusion belässt, seine prägenitale Lust wäre auch für sie ideal, sie benötige den Vater nicht, die Einheit mit dem Kind reiche ihr aus. Damit fehle dem Kind der entscheidende Impuls, sich aus diesem Entwicklungsstadium herauszuentwickeln.

Dieser Ansatz von Janine Chasseguet-Smirgel scheint zumindest auf den ersten Blick dem von Stoller diametral entgegengesetzt zu sein. Ist es bei ihm eine massiv traumatisierende Mutter, die Rache-Impulse weckt und die Tendenz, eine vermeintliche Niederlage in der Kindheit in einen Triumph im Erwachsenenalter zu verwandeln, so scheint bei Chasseguet-Smirgel die Mutter des später pervers Empfindenden gerade zu wenig »traumatisierend« zu sein, indem sie dem Kind die Konfrontation mit der Realität des ödipalen Dreiecks ersparen wolle. Eine Erklärung dieser unterschiedlichen Sichtweisen liegt möglicherweise in einem Selektionsphänomen. Vielleicht hatten die Patienten aus der Privatpraxis in Paris andere Mutterkonstellationen zu bewältigen als die von Stoller gesehenen Patienten aus unterschiedlichen universitären Polikliniken.

Aus meiner Sicht schafft Mervin Glasser (der sowohl in der Privatpraxis als in einer Poliklinik für Kriminelle in London gearbeitet hat) durch seine Konstruktion des Kernkomplexes eine Integration beider Sichtweisen. Mittels einer genauen Analyse der Beziehungserwartungen des perversen Patienten in der analytischen Situation und der Gegenübertragungsreaktion des Psychoanalytikers kann er zeigen, wie hier tiefe Verschmelzungswünsche mit der Mutter durch aggressive Trennungsimpulse in Schach gehalten werden und wie dem perversen Patienten die Sexualisierung der Aggression zum Ausweg wird. Glasser hat Anhaltspunkte dafür gefunden, dass es wohl verschiedene Arten von »Uneingefühltheit« der Mutter gäbe, die Trennungsangst beim

Kind verstärken können, manchmal sei es auch eine narzisstische Struktur bei dieser Mutter, die ihr Kind als Erweiterung ihres Selbst sehe und es nicht in seiner Eigenständigkeit begreife, was den Kernkomplex besonders verschärfe (Glasser 1979).

Ohne den vielen anderen psychoanalytischen Denkrichtungen, die sich mit Perversionen beschäftigt haben, Unrecht angedeihen lassen zu wollen, soll es zunächst bei dieser Darstellung der zentralen Entwicklungslinien bleiben. Nur zwei relativ wichtige Akzentsetzungen möchte ich noch vornehmen:

Das ist zunächst einmal Joyce McDougall (1985, 1986), die den Begriff »Neosexualitäten« einführt, worunter sie kreative sexuelle Lösungen versteht, die Versuche einer »Selbstheilung« darstellen. Überzeugt, dass jedes sexuelle Verhalten, mag es noch so befremdlich wirken, im Dienste des psychischen Überlebens steht, plädiert sie dafür, »abweichendes« sexuelles Verhalten zu akzeptieren und in der Psychotherapie nicht einer Norm anzupassen. Den Begriff der Neosexualität hat auch Volkmar Sigusch (2005) aufgegriffen und neu interpretiert, indem er die kulturellen Bedingungen darstellt, die zur individuellen und gesellschaftlichen Anerkennung außergewöhnlicher sexueller Erlebnismuster (als einfache kreative Merkmale individueller Eigenständigkeit) führen. Sie sind damit identitätsstiftend und nicht mehr negativ bewertet. Allerdings verlieren Perversionen damit auch die verstörende Sprengkraft, die sie in früheren gesellschaftlichen Befreiungsbewegungen hatten.

Tatsächlich sollte bei Überlegungen über den Störungscharakter von Perversionen nicht vergessen werden, dass heute außergewöhnliche Sexualitäten auch einen gewissen Unterhaltungswert und marktwirtschaftliche Bedeutung haben. Für die Beurteilung des Störungscharakters ist zudem ein Gesichtspunkt von Fritz Morgenthaler (1974) außerordentlich wichtig. Er hat bei Perversionen die Funktion als »Plombe« betont, in der einerseits die traumatisierende frühkindliche Beziehungskonstellation dargestellt und gebunden ist und die andererseits den Rest der Persönlichkeit (des Ichs) *funktionsfähig* hält.

Um den Tendenzen einer vielleicht übertriebenen Pathologisierung sexueller Vorlieben vorzubeugen, hat Reimut Reiche (2007) die wichtigsten Ansätze, Perversionen psychoanalytisch zu definieren, zu integrieren versucht, indem er die Metaphern von Freud, Stoller und Morgenthaler kombiniert. Schließlich benennt er fünf Kriterien, die gegeben sein sollten, um Perversion als klinisches Syndrom zu beschreiben:

- Fetischbildung,
- eine bestimmte Beziehungskonstellation, die er »perverse Szene« nennt,
- die Sexualisierung dieser Szene,
- das Element der suchtartigen Unaufschiebbarkeit und
- das Phänomen, dass sich nach Auflösung einer bestimmten Perversion durch therapeutische Prozesse hinter dieser Perversion eine neue andere Perversion zeigen kann, was er »die Perversion in der Perversion« nennt.

Weiter unten möchte ich eine alternative Kombination von Kriterien und damit eine eigene Definition vorstellen.

Der funktionell-dynamische Störungsbegriff

Wie für Freud in seinen späteren Veröffentlichungen (1927, 1940) ist auch für Stoller (1991) die Perversion nicht als eine einfache statische Beschreibung von Symptomen zu verstehen (etwa die Tendenz, sich zu exhibieren, oder das Bedürfnis, beim Geschlechtsverkehr Schuhe zu tragen oder ein bestimmtes Wäschestück), sondern als *funktioneller Begriff*: Stoller diagnostiziert eine Perversion nur dann, wenn sich in einem psychoanalytischen Setting mit der betreffenden Person gezeigt hat, dass die Symptomatik mit einem bestimmten Erleben verbunden ist, nämlich bewussten oder auch zunächst unbewussten Fantasien von *Feindseligkeit* gegenüber dem Sexualobjekt. Zum Beispiel könnte das Bedürfnis, bestimmte Unterwäsche zu tragen, die an mütterliche Dessous erinnert, die symbolische Bedeutung haben, damit Mutters ständigen Tendenzen, klein und verfügbar gehalten zu werden, entkommen zu wollen. Nur ausgestattet mit jenen Mitteln, die großen Eindruck auf den kleinen Jungen machten, fühlt er sich der Mutter halbwegs gewachsen. Nur so kann er das tiefe Abhängigkeitsgefühl von ihr begrenzen, nur so kann er eine sexuelle Erregung entwickeln.

Robert J. Stoller hat die alte, von Freud verwendete Metapher – der Fetisch ersetze dem kleinen Jungen den Phallus der Mutter – bereichert und neu verständlich gemacht. Der Fetisch ist gleichzeitig Ausdruck der immer noch bestehenden Abhängigkeit von der Mutter, des Kampfes gegen diese Abhängigkeit und des unbewussten Bedürfnisses, den Sexualpartner in die gleiche Position zu bringen, in der sich der Junge angesichts der beeindruckenden Größe und Schönheit der Mutter fühlte – klein und abhängig gehalten, vielleicht auch beschämt. Der Sexualpartnerin wird vermittelt, dass es nicht sie ist, die erregen kann, sondern – wenn überhaupt – ein fernes mütterliches oder antimütterliches Wesen. Eine solche Definition von Perversion, die eine Psychodynamik bezeichnet und eine Beziehungskonstellation impliziert, die sich aus der Vergangenheit herleitet, ist abhängig von der *Ersten-Person-Perspektive*. Die wird nur durch die psychoanalytische Technik der gemeinsamen Introspektion in die Geschichte des Patienten erfahrbar.

Es ist der gemeinsame Blick von Analysand und Analytiker auf das, was dieser Analysand im analytischen Prozess als Neuauflage vom *Damals* fühlt und was sich besonders deutlich in einer Wiederholung mit dem Analytiker manifestiert (Übertragung): Nur wenn man in dieser Technik der gemeinsamen Introspektion gearbeitet hat, kann man zur Diagnose einer Perversion gelangen. Die Erste-Person-Perspektive bedeutet, dass der Psychoanalytiker abhängig ist von dem, was ein *Ich* (der Patient) ihm berichte über *sein* inneres Erleben: Ich berichte in der ersten Person, und er versteht mich durch Identifikation mit dieser Perspektive.

Es ist klar, dass eine solche Definition nie synonym mit dem sein kann, was im DSM oder in der ICD als Paraphilie beziehungsweise Störung der Sexualpräferenz beschrieben wird. Dort werden objektive Tatbestände beschrieben, und zwar in *dritter Person* und *Außenperspektive*. Natürlich können beide Blickwinkel Überlappungen zeigen, sie müssen es aber nicht, denn manchmal bleiben die Fantasien ohne äußere Auswirkungen und manchmal kann man beim Gebrauch von Fetischen solche Fantasien nicht finden und muss dann nach anderen Ursachen suchen. Die Tatsache, dass die psychoanalytische Definition des Begriffs »Perversion« immer in einem funktionellen Sinn gemeint ist, bedeutet, dass dieser Begriff nicht als eindeutiger Hinweis auf das Vorhandensein einer Symptomkonstellation missverstanden werden darf, wie sie die Klassifikationssysteme der Psychiatrie beschrieben haben. Denn manchmal empfindet ein Patient »pervers« ohne äußere Symptome. Manche Autoren gehen so weit, dass sie nur dann von »Perversion« sprechen, wenn sich eine bestimmte Übertragungskonstellation zeigt.

Jacob A. Arlow (1971) sprach von »perversem Charakter«, Ricardo H. Etchegoyen (1991) hat von »Übertragungsperversion« gesprochen. Er hat damit eine Haltung des Analysanden bezeichnet, die etwas von ständigem »make belief« enthält, ein ständiges Sich-Verstecken hinter gespielten Gefühlen, auf die der Analytiker zunächst hereinfällt, bis er bemerkt, dass es darum geht, auf Distanz gehalten zu werden, dass – wie in der (sexuell) perversen Szene – Intimität durch Faszination und kreative Überraschung ersetzt wird. Auch bei Ruth Stein (2000) geht es um eine solche Konstellation, wenn sie von »Perversion« spricht.

Ich empfehle einen sehr vorsichtigen Umgang mit dem Begriff der Übertragungsperversion, da er zu falschen Annahmen und Verallgemeinerungen verführen kann. Leicht wird übersehen, dass der psychoanalytische Perversionsbegriff noch eine dritte wichtige Eigenschaft besitzt. Diese kann man sowohl am Entwicklungsprozess des Freud'schen wie des Stoller'schen Denkens deutlich machen: Wie die Metapher des Ödipus-Komplexes haben auch die Metaphern der Perversion bei Freud und Stoller eine Entwicklung durchgemacht. Waren sie ursprünglich ein Kriterium für Krankheit bzw. Störung (beim Ödipus-Komplex für die Neurose, bei den Perversionsmetaphern für »die Perversion«), so musste später konstatiert werden, dass dieselbe Dynamik, wie sie bei funktionell gestörten Personen deutlich sichtbar ist, bei so gut wie allen Menschen in verschiedenen, wenn auch schwächeren Varianten auftritt. Bei den sogenannten Kranken ist lediglich die *Intensität* der Dynamik wesentlich stärker.

Robert J. Stoller hat in dem Buch *Sexual excitement* (1979) den Fall einer jungen Frau beschrieben, die unter der erregenden, sich immer wieder quälend aufdrängenden Vorstellung leidet, von mehreren schwarzen Männern vergewaltigt zu werden. Die Analyse dieses Falles macht deutlich, dass es zu jeder sexuellen Erregung gehört, aggressive Impulse aus der Kindheit zu binden. Immer geht es auch um die Umkehrung eines kindlichen Ohnmachterlebens (etwa in der ödipalen Konstellation die Unterlegenheit gegenüber dem gleichgeschlechtlichen Elternteil) in ein Triumphgefühl als Erwachsener – nun mache ich das, was mir in der Kindheit verwehrt war, was ich damals vielleicht nicht zu begehren wagte, aus Angst vor dem gleichgeschlechtlichen Elternteil. Nun habe ich jemanden gefunden, der mein erotisches Begehren bestätigt und teilt.

Die auf den ersten Blick enttäuschende Tatsache der Unschärfe psychoanalytischer Begriffe (»fuzziness«), dass es nicht gelingt, mit einer bestimmten psychodynamischen Konstellation zwischen »gesund« und »krank« in einem medizinischen Sinne zu unterscheiden, ist Schwäche und Stärke zugleich. Wenn man zeigen kann, dass vieles, was in gewisser Intensität als krank erscheint, in verdünnter und abgewandelter Form in uns allen zu finden ist – wie der Ödipus-Komplex –, dann beinhaltet das auch eine Chance. Wir können mit dem Betroffenen nach einem tiefen Eindringen in seine Erlebnisweise in einen therapeutischen Prozess eintreten, der in abwechselnder Identifizierung mit ihm selbst und mit den Objekten seines Begehrens besteht. Heinrich Racker (1959) hat das mit seiner Gegenüberstellung von *konkordanter* und *komplementärer Gegenübertragung* ausgeführt. Im therapeutischen Übertragungsprozess kann der Patient sein Begehren differenzieren und mit seinen Beziehungsbedürfnissen versöhnen (ich werde das in dem therapeutisch-praktischen Kapitel am Schluss des Buches verdeutlichen).

Eine integrierte psychoanalytische Perversionsdefinition

In diesem Kapitel möchte ich mich ähnlich wie Reiche (2007) nicht nur einer, sondern mehrerer Metaphern bedienen, um das vielschichtige Problem der psychoanalytischen Perversionsdefinition einzugrenzen. Um den Zusammenhang mit dem, was psychiatrisch als Störung der Sexualpräferenz beziehungsweise Paraphilie beschrieben wird, nicht aus dem Auge zu verlieren, beginne ich mit der *Metapher des Fetischismus*, weil sie einerseits für Freud nach 1927 zum eigentlichen Merkmal des Perversen geworden war, andererseits auch von Stoller nach 1979 mit neuen psychoanalytischen Erklärungsansätzen (Einbeziehung der Themen Aggression, Identität und Trennung) angereichert wurde.

Das zweite wichtige Definitionselement für die Perversion scheint mir der *sadomasochistische Beziehungsmodus* zu sein. Er greift abermals das heute so wichtig gewordene Element der Aggression bei der Entwicklung von Perversionen auf und fasst es in ein Beziehungsmuster, in dem Feindseligkeit durch Ritualisierung gebunden wird. Das macht sie in erträglicher Form lebbar. Ein drittes Element scheint mir für eine umfassende psychodynamische Definition der Perversion unverzichtbar, nämlich der Einsatz aus der Kindheit stammender erogener Befriedigungsmuster – *Partialtriebe* – in der sexuellen Begegnung. Das Überwiegen jeweils eines dieser Partialtriebe gibt der klinischen Erscheinung seinen Namen. Ein Teil der sexuellen Lustmöglichkeiten steht »pars pro toto« für die Gesamtheit des Sexuellen.

Neben diesen drei Grundmerkmalen aller Perversionen sind wichtige Varianten perverser Ausgestaltung, die sich hauptsächlich auf den Verlauf beziehen, zu bedenken:

1. *Perversion als Plombe:* Sie stabilisiert das Ich. Es handelt sich um meist sehr ähnlich ablaufende sexuelle Episoden, die, wenn sie in gewissen Abständen auftreten, das Ich mit ähnlich großer Frustrationstoleranz ausstatten können wie konventionelles sexuelles Lusterleben.
2. *Perversion als Impulsdurchbruch:* Eine latente Tendenz zu perversem Erleben (etwa Vorliebe für Widerstandsunfähige) durchbricht bei einer sich bietenden Gelegenheit die Abwehr. Beispiel: Missbrauch einer Stieftochter nach Beziehungskonflikten mit der Lebenspartnerin.
3. *Perversion als Sucht oder Zwang:* Hier kommt es zu einer ständigen Intensitätssteigerung des perversen Verlangens. Immer bleiben große Anteile von Begehren unbefriedigt. Ein Gleichgewicht zwischen abgewehrten und eingestandenen Wünschen wird nie erreicht, daraus ergibt sich auch der ständige Drang zur Wiederholung.

Eine weitere Betrachtungsebene, die neben den drei immer vorhandenen psychodynamischen Hauptmerkmalen der Perversion zu beurteilen wäre, ist die mit dem Symptom verbundene

Persönlichkeitsstruktur, die an der Fähigkeit zur *Realitätskontrolle*, dem *Identitätsgefühl* und dem Vorherrschen bestimmter *Abwehrmechanismen* zu erkennen ist. Es ist von Bedeutung, ob die Perversion bei einer sonst neurotisch strukturierten Persönlichkeit auftritt, bei einer Borderline-Persönlichkeitsstruktur oder bei einer psychotischen Persönlichkeitsstruktur.

Es ist das Verdienst von Otto F. Kernberg (1988, 1991, 1992), auf diese Unterschiede hingewiesen zu haben. Sie haben auch theoretische Bedeutung, denn heute ist es nicht mehr möglich, sich die Entwicklung der Persönlichkeit ausschließlich als Triebschicksal der Libidoentwicklung vorzustellen. Nur bei dieser trivialen Grundannahme war es möglich, sich vorzustellen, sexueller Sadomasochismus müsse immer mit einer entsprechenden Persönlichkeitsstruktur – dem sadistischem »Charakter« – einhergehen und es ließe sich immer von Charakterzügen auf die Sexualität und umgekehrt schließen.

Sigmund Freud (1923, 1924) hat nach der Einführung der Destruktion als zweite Triebkraft für den Masochismus deutlich gemacht, dass man vom sexuellen Masochismus keineswegs auf den »moralischen« schließen und dass der Letztere durchaus ohne sexuelle Manifestation auftreten könne. Aber genau aus diesen Gründen ist auch Vorsicht mit den Konzepten der Charakterperversion im Sinne Jacob A. Arlows oder der perversen Übertragung im Sinne Ricardo H. Etchegoyens geboten. Diese Erscheinungen sollten nicht zum entscheidenden Definitionsmerkmal der Perversion gemacht werden. Es würde der Vielfalt unterschiedlicher Abwehrstrukturen und Intensität von Perversion nicht gerecht werden. Eine solche Vielfalt lässt sich am besten als Variante der mit der Perversion verbundenen Persönlichkeitsorganisation im Sinne Kernbergs darstellen.

Definitionselemente	Verlaufsmerkmale	Strukturmerkmale
• Fetischbildung • Sadomasochistischer Beziehungsmodus • Partialtrieb-Lustelemente	• Perversion als Plombe • Perversion als Sucht oder Zwang • Perversion als Impulsdurchbruch	• Neurotische Struktur • Borderline-Struktur • Psychotische Struktur

Tabelle 2: Psychoanalytische Definitionselemente, Verlauf und Struktur von Perversionen

Der Trieb:
Ein Grenzbegriff zwischen Psyche und Körper

Evolutionspsychologie der Triebmuster

Wir gehen heute nicht mehr von der Idee aus, dass der Sexualität eine zielgerichtete, aber nicht bewusstseinsfähige Triebkraft zugrunde liegt, die alle Affekte und Vorstellungen in Richtung der Erhaltung der Art lenkt. Die sich von Charles Darwin (1859, 1871) ableitende Evolutionspsychologie geht etwa seit 1970 von der paradigmatischen Überlegung aus, dass sich die durch Zufallsmutationen entstandenen unterschiedlichen Triebmuster (etwa Werbe-, Paarungs- und Brutpflegeverhalten) in der Generationsfolge erhalten haben, wenn sie dem Träger dieser Muster einen Reproduktionserfolg bzw. -vorteil gegenüber anderen einbrachten (Wilson 1975, 1978; Trivers 1972; Symons 1979; Thornhill & Gangestad 1996; Klusmann 2002): Die von Freud beschriebenen oralen, anal-phallischen, sadistischen (sich bemächtigenden) und exhibitionistischen Partialtriebe können durchaus solchen evolutionär entstandenen Mustern entsprechen.

Formen von Perversionen, die einer Überbetonung eines dieser Muster (Exhibition) auf Kosten der anderen entsprechen (»pars pro toto«), können ansatzweise evolutionspsychologisch als Entwicklungsvariante verstanden werden. Wenn auch bisher keine der spezifischen Perversionen eindeutig auf fehlgeleitete Paarungsstrategien oder auf Konflikte in der Partnerwahl zurückgeführt werden konnte, gibt es doch evolutionspsychologisch gut untermauerte Gründe, warum Männer viel leichter, wahlloser und ungehemmter auf sexuelle Stimulierung reagieren als Frauen, deren Reagibilität wieder erstaunlich stark von der jeweiligen Zyklusphase und von Kontextmerkmalen abhängt.

»Libido« und »Aggression«

Was entspricht heute dem, was sich Freud ursprünglich als den »Arbeitsauftrag des Körpers an die Psyche« vorstellte? Wie wird heute dieser Übergang von den körperlich bedingten Bedürfnissen (Mangel an Zucker, Fett und Eiweiß, Wasser, Wärme etc.) in Vorstellungen, Affekten und motorischen Antrieben konzipiert?

Wenn wir uns nur auf die sexuellen Antriebe konzentrieren, dann gehen beispielsweise Richard Whalen (1966) und John Bancroft (1989) davon aus, dass Varianten des männlichen Geschlechtshormons Voraussetzungen für sexuelle Erregbarkeit beim Manne sind, und bringen diese hormonelle Kraft mit der *Libido* in Zusammenhang. Tatsächlich sprechen Männer, deren Hoden kein Testosteron mehr produziert, von fehlender Lust. Wenn man solchen Männern Bilder zeigt, die ihren sexuellen Vorlieben entsprochen haben, dann zeigen sie prinzipiell eine ähnliche, wenn auch deutlich schwächere Erektion, aber die Tendenz zu spontanen nächtlichen Erektionen (mit oder ohne bewusstes Träumen) ist gegenüber gesunden Männern signifikant reduziert. Die Fähigkeit, auf sexuelle Reize zu reagieren, sich von ihnen zum Handeln gedrängt zu fühlen, kann aber sicher nur einen Teilaspekt von dem erfassen, was der psychoanalytische Libido-Begriff meint, denn Libido drängt nicht nur zum Handeln, sondern kanalisiert das Handeln zu den merkwürdigsten »Ersatzhandlungen«.

Ein anderer Ansatz ist der von Donald Pfaff und Mitarbeitern (2007), die ein großes, nicht scharf abgegrenztes Nervengeflecht für Anstoß und Lenkung der Aufmerksamkeit des Gehirns verantwortlich machen. Dieses Geflecht ist bei allen kognitiven und emotionellen Aktivitäten des Gehirns beteiligt, auch bei der Panikreaktion. Pfaff und Mitarbeiter nennen dieses System BBURP (Bilateral Bipolar Universal Response Potentiating System), in ihm spielen die biogenen Amine (Noradrenalin, Dopamin, Serotonin) als Überträgersubstanzen die wichtigste Rolle und es soll auch die Energie für die Libido liefern: »Speziell im Hinblick auf psychoanalytische Konzepte kann gesagt werden, dass diese Netzwerke die psychische Energie liefern, die für die Manifestation der Libido notwendig ist« (Pfaff et al. 2007, S. 173, eigene Übersetzung): Dieser Versuch, eine biologische Fundierung der Libido, erscheint mir allerdings so umfassend, dass damit Libido zur Antriebskraft *aller* menschlichen Aktivitäten wird, und so hat sie Freud nicht konzipiert.

Ein etwas enger umschriebenes und begrenztes System von Nervenbahnen (das aufsteigende mesolimbische System) ist in den vergangenen Jahren ebenfalls mit dem Libido-Konzept in Zusammenhang gebracht worden: Es steigt vom Mittelhirn zu den Stammganglien auf und hat Ausläufer zum orbitofrontalen Cortex, zum Nucleus amygdalae und Hippocampus. Das Dopamin ist die wichtigste Übertragungssubstanz in diesem System. Es steht in engem Zusammenhang mit dem, was Neuropsychiater »Craving« nennen und eigentlich einer drängenden Erwartung von Lust entspricht. Es spielt sowohl bei den stoffgebundenen Süchten, beim unkontrollierten Essen, aber auch bei der Spielleidenschaft, bei sexuellen Anreizen und romantischer Verliebtheit oder der Liebe einer Mutter zu ihrem Kind eine Rolle.

Jaak Panksepp (1998) hat die Aktivitäten dieses Systems mit einem seiner neurologisch benennbaren Grundaffekte in Zusammenhang gebracht, den er »seeking« nennt. Es ist auch bei Tieren aktiviert, die ein Beutetier verfolgen, sodass Panksepp davon ausgeht, dass die Qualität des drängenden Lustgefühls bzw. der Lusterwartung dieses Systems sowohl aggressive wie auch libidinöse Qualität haben kann. Trotzdem setzen einige Neurophysiologen die Aktivität des Systems mit der Libido gleich (Solms & Turnbull 2002).

Nach Kent C. Berridge und Terry E. Robinson repräsentiert das Seekingsystem den Aspekt des Wunsches nach Wiederholung lustvoll erlebter Ereignisse, des *Wollens* (»wanting«, vgl. Berridge/Robinson 2003), des *Drangs* nach Wiederholung, es ist aber nicht für die spezielle Qualität einer bestimmten Lust beim Essen, Trinken oder beim Orgasmus (»liking«) verantwortlich, die in unterschiedlichen anderen Gehirnarealen repräsentiert wird.

Ich meine daher (Berner & Briken 2011), dass das Seekingsystem eher dem *Lustprinzip* im Sinne Freuds entspricht (Tendenz, Lust wieder erleben zu wollen) als der Libido, während Geschlechtshormone (besonders das Testosteron) und andere Neuropeptide eher für das spezifisch sexuelle und aggressive Gefühl verantwortlich sind, das die sexuellen Aktivitäten selbst, aber auch schon ihre Vorbereitung begleitet. Beides sind *nur Teilaspekte* des Libidinösen, ohne es völlig erklären zu können, weshalb von einer »neurobiologischen Erklärung« der Libido weiterhin eher nicht die Rede sein kann.

Besonders ausführlich hat sich Otto F. Kernberg (1992) um eine neue Formulierung des Libidokonzepts bemüht, das einerseits mit dem verträglich sein muss, was wir heute über Affekte wissen, andererseits aber auch mit den Erfahrungen von psychoanalytischen Therapeuten, die zwischen den libidinösen und aggressiven Einstellungen zum Objekt differenzieren. Kernberg ist beeindruckt davon, wie sehr das, was Freud als Instinkt beschreibt (Angst vor dem Feuer oder vor Schlangen, Ekel vor ungenießbarer Nahrung) schon dem entspricht, was moderne Biologen mit Instinkt meinen (etwa Lorenz 1963; Tinbergen 1951; Wilson 1975), nämlich bestimmte motorische *Handlungsbereitschaften* (das »Nachfolgen« des Jungen), die durch bestimmte Anreize ausgelöst (Blick und Wegbewegung des Muttertieres bei Säugern) und durch andere Signale wieder beendet werden (Berührung der Mutter).

Nach Kernberg sind auch Affekte als solche Instinktstrukturen anzusehen (etwa Schmerz bei der Trennung): Der *psychische* Aspekt dieser Strukturen organisiert sich dann zu dem, was Freud als libidinösen oder aggressiven Trieb beschreibt. Er ist von allem Anfang an mit Objekterfahrungen und deren innerer Repräsentanz verbunden. Die Partialtriebe (Oralität, Analität etc.) sind in dieser Sicht noch wenig vom ursprünglichen Instinkt unterschiedene, begrenzte Integrationen mit emotionalen Erfahrungen. Libido, wenn sie als Trieb definiert wird, ist die *hierarchisch übergeordnete Integration* aller Partialtriebe. Das bedeutet: Libido ist die *Integration aller erotisch zentrierten Affektzustände* (Kernberg 1992, S. 5, eigene Übersetzung).

Dies hat aber zur Folge, dass Libido nicht mehr, wie das bei Freud der Fall war, die *Quelle* aller Affekte ist, sondern eher umgekehrt, dass Affekte die *Bausteine* darstellen, aus denen sich ein höher strukturiertes Motiv als Hinbewegung zum Objekt aufbaut.

Diese Sicht der Libido verträgt sich auch mit den Konzeptionen von Jean Laplanche (2004), Ilka Qindeau (2005) und Heinz Müller-Pozzi (2010), die schon die Entstehung der Libido auf frühe Erfahrungen des Subjekts mit dem mütterlichen Objekt zurückführen.

Ich habe versucht, eine integrative Sicht dieser Entwicklungen in einer Grafik darzustellen, die die Dialektik zwischen der Entwicklung eines »Beziehungsbedürfnisses« im Sinne des Attachments nach Bolwby und einer eigenständigen Entwicklung partieller Lustqualitäten erfasst, wie sie Freud mit dem Konzept der Partialtriebe beschrieben hat.

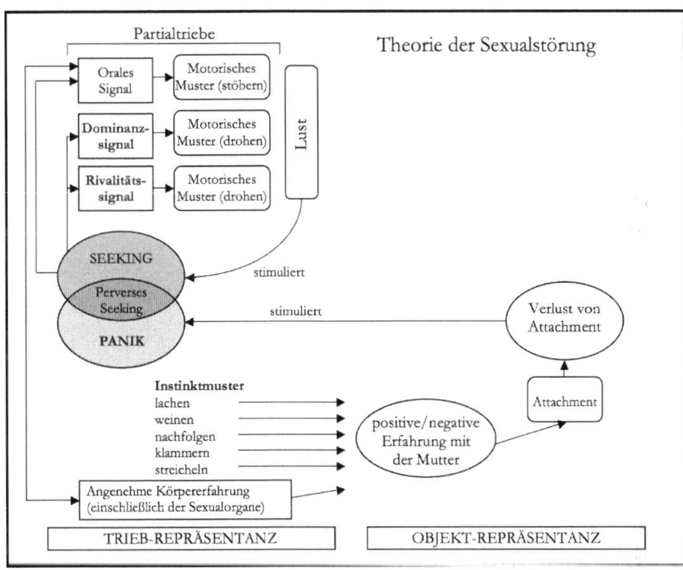

Abbildung: Strukturmodell der Sexualstörung

Die Entwicklung dieser motivischen Kraft erfolgt aufgrund vorwiegend positiv getönter Erlebnisse mit den wichtigsten Bezugspersonen der Kindheit. Es ist unwahrscheinlich, dass man mit den heutigen Mitteln der empirischen Wissenschaften ein organisches Substrat für eine so kompliziert aufgebaute Kraft finden kann, die so viele Leistungen integriert. Es empfiehlt sich daher, Libido als ein *psychisches Produkt* zu konzeptualisieren, das neuronale Wurzeln hat, die man im Einzelnen nicht zurückverfolgen muss. Für die therapeutische Arbeit mit den

Patienten kann man besser mit dem Integrationsprodukt Libido arbeiten, das emotionelle Lebenserfahrungen mitberücksichtigt, die tiefe Spuren im Unbewussten hinterlassen haben.

Wie wichtig es ist, diese die emotionalen Erlebnisse verbindende Kraft vor Augen zu haben, wenn man mit Patienten mit Perversionen arbeitet, kann leicht eingesehen werden, wenn man bedenkt, welch immer noch wichtige Rolle für diese Menschen als Erwachsene in der frühen Kindheit erworbene Muster der Erregung spielen: Diese Muster müssen früher keine erotische Bedeutung im eigentlichen Sinn gehabt haben, wurden aber später – etwa in der Pubertät – oft im Rahmen der Masturbation (nachträglich) massiv erotisiert (vgl. Stoller 1975).

Ich möchte diesen Mechanismus an drei kurzen Fallbeispielen verdeutlichen:

1. Ein Patient hatte sich in sexuellen Spielen mit seiner Schwester als »Toilettenschüssel« angeboten, in die sie hineinurinieren konnte, wenn sie wollte. Bei dieser Gelegenheit leckte er an ihrer Vulva. Das war lange vor seiner Pubertät. Später wurde diese genital-orale Betätigung zu seiner sexuellen Präferenz, die er allen anderen Sexualbetätigungen vorzog.
2. Ein männlicher Patient erinnert, dass es, als er mit acht Jahren beschnitten wurde, zu einer Komplikation kam. Er war auf einem Bett festgebunden und konnte sich nicht bewegen. Nach der Operation hatte er noch lange Schmerzen und war beim Urinieren behindert. In seinen späteren sadomasochistischen Fantasien war er ganz von der Vorstellung beherrscht, auf einem Bett festgebunden zu sein, während seine Partnerin seinen Penis stimuliert.
3. Ein Patient mit einer Kombination von Masochismus und Fußfetischismus erinnert, dass er als Kind von seiner gefürchteten Mutter, die er provoziert hatte, bis ins Schlafzimmer verfolgt wurde (sein Vater war damals schon gestorben): Er flüchtete unter das Ehebett und sah seine Mutter auf hohen Stöckelschuhen vor dem Bett auf und ab gehen, mit einem Elektrokabel in der Hand und drohend, wenn er hervorkäme, würde er anständig Hiebe bekommen. Seine spätere Vorliebe bestand darin, dass er sich vor Prostituierten auf den Boden warf und ihre hochhackigen Schuhe liebkoste. Das allein konnte ihn zum Orgasmus bringen.

Selbst wenn man solche Erlebnisse als »Deckerinnerungen« beschreibt, die für die Genese der Störung Wichtigeres, aber unbewusst Gebliebenes zudecken, so weisen sie trotzdem in eine Richtung, die deutlich macht, dass affektiv aufgeladene Erlebnisse der Kindheit späteres erotisches Erleben bestimmen.

Wie wirken Libido und Aggression?

Wenn Instinktmuster in der menschlichen Sexualität eine so wichtige Rolle spielen, wie gerade ausgeführt, sollte die Psychoanalyse auch die neueren Positionen reflektieren, die in der Evolutionspsychologie und den Neurowissenschaften zum Thema entwickelt wurden und die das äußere Signal – den *Anreiz* – für solche Instinktmuster viel ernster nehmen, als das in der klassischen Psychoanalyse üblich war. Wenn in der Verhaltensforschung von Tieren und auch von Menschen gezeigt wird, dass sexuelle Anreize (das Federkleid eines Vogels, die Unterwerfungsgeste bei Reptilien, der Quotient aus Taille zu Hüftumfang bei der Frau) eine wesentliche Rolle für die Aktivierung von Handlungen (das Werben) beim anderen Geschlecht spielen, dann muss man auch psychoanalytisch versuchen zu klären, *unter welchen Umständen* die äußeren Anreize so stark sind, dass sie unabhängig von aller bewussten Planung oder unbewussten Einstellungen Handlungen in Gang setzen.

Moderne Theorien menschlicher Motivation untersuchen die Interaktion zwischen den »Anreizen« von außen und den von innen kommenden Kräften. Nach Barry Singer und Frederick Toates (1987) gilt für Sexualität prinzipiell das Gleiche wie für Hunger und Durst: Äußere Anreize und innere Mangelzustände wirken zusammen. Auch bei der Sexualität führen Mangelzustände zu größeren Anstrengungen, um an ein Sexualobjekt heranzukommen, und zu einer größeren Toleranz, was die Wahl des Objekts betrifft. Wenn man männlichen Möven den Kontakt zum anderen Geschlecht erschwert, werden sie immer weniger wählerisch, schließlich beschäftigen sie sich auch mit einem Stück Stoff und werden dadurch erregt (K. Lorenz 1966, zitiert nach Singer & Toates 1987, S. 489): Das zeigt prinzipiell die Möglichkeit der Austauschbarkeit des Objekts sexueller Begierde, selbst wenn das Ersatzobjekt unbelebt (also ein »Fetisch«) ist.

Natürlich handelt es sich bei solchen Modellen immer nur um die Dritte-Person-Perspektive: Was der Vogel *innerlich* erlebt und empfindet, bleibt uns verschlossen. Trotzdem mag es als ein Hinweis gelten, dass Fetischismus etwas mit auf irgendeine Weise entstandenen sexuellen Mangelzuständen zu tun haben könnte. Singer und Toates (1987) referieren Studien, die auch beim Menschen eine Zunahme an sexuellem Begehren sowohl bei Männern als auch bei Frauen im Zusammenhang mit der durch Menstruation entstehenden Abstinenz zeigen.

Es scheint ein Spezifikum menschlicher Sexualität zu sein, dass sie in Partnerschaften sowohl zu einem *Bindungsgefühl* als auch zu *Trennungsangst* führt, was an die Bindung des Säuglings an die Mutter erinnert. Man kann heute davon ausgehen, dass sich das »Attachment« im Sinne John Bowlbys im Laufe der Kindheit und Adoleszenz langsam und stufenweise von den Eltern löst und im frühen Erwachsenenalter einen Liebespartner (nach einer Phase von Verliebtheit) zum Hauptobjekt wählt (Hazan & Diamond 2000; Zeifmann & Hazan 1997): Es konnte auch gezeigt werden, dass Jugendliche mit sicherem Bindungsstil früher als andere dazu in der Lage sind, positive sexuelle Erfahrungen in sogenannten »romantischen Liebesbeziehungen« zu machen, und dass unsicher gebundene Jugendliche eher dazu neigen, Sexualität zu vermeiden oder instrumentell zum Frustrationsabbau in vielfältigen, promisk gestalteten Beziehungen zu nutzen. Zufriedenheit mit Sexualität ist dabei in den romantischen Liebesbeziehungen eher gegeben.

Der Zusammenhang vom Konzept des Attachments mit der Libido ist allerdings nicht ganz geklärt. Untersuchungen an paraphilen Straftätern, aber auch an Personen, die dem BDSM-Kreis angehören, ohne sich selbst als krank oder gestört zu fühlen, zeigen bezüglich des Attachments so gut wie ausschließlich unsichere Bindungsstile. Die Annahme wäre also naheliegend, dass ihre Sexualität, wie auch immer sie gestaltet sein mag, im Dienste der Abwehr von Intimität und engem Bindungsgefühl steht.

Neurophysiologische Forschung, die sich der Methodik der bildgebenden Verfahren bedient, und die Untersuchung von Neuropeptiden und Botenstoffen im Gehirn haben mehr Licht in die Zusammenhänge gebracht, die zwischen Lusterleben und verschiedenen Süchten bestehen, und zwar sowohl stoffgebundene als auch nicht an Stoffe gebundene. Joseph Frascella und Mitautoren (2010) haben diese Ergebnisse zusammenfassend dargestellt. Sie leiten aus den Überlappungen der Physiologie von Esssucht, Spielleidenschaft, Drogenabhängigkeit, sexueller Obsession und Bindungsgefühlen (sogar der Mutter zu ihrem Baby) ab, dass wohl unterschiedliche Lüste füreinander eintreten können. Das sieht man nicht nur an der Wirksamkeit bestimmter Medikamente bei den unterschiedlichen Formen von Abhängigkeit, sondern auch an der Wirksamkeit von Psychotherapien bei Süchten. Gerade in der Behandlung von stoffgebundenen Süchten hat sich die Etablierung einer guten Bindung (zum Therapeuten oder im Rahmen einer Beziehung) als prognostisch wichtiger Faktor erwiesen.

Zur empirischen Absicherung psychoanalytischer Einsichten

Die Psychoanalyse kann nicht den Anspruch erheben, über eine geschlossene, umfassende Theorie der Entstehung von Perversionen zu verfügen, ihre Methodik leistet es aber, immer die subjektive Erlebnisseite der Betroffenen in den Vordergrund zu rücken. Es ist wichtig, festzustellen, dass keiner der durch die Psychoanalyse auffindbaren Faktoren für die Entstehung einer Perversion »zwingend« ist, also dass man aus seinem Vorliegen mit Sicherheit eine Perversion *voraussagen* könnte. Die Faktoren wurden so gut wie immer *retrospektiv* aus psychoanalytischen Therapien erschlossen.

Es ist bisher nur selten der Versuch unternommen worden, solche Faktoren *prospektiv* zu untersuchen. Zwei solche Versuche zeigen die nur begrenzte Anwendbarkeit dieser empirischen Methode zur Absicherung psychoanalytischer Hypothesen. Trotzdem sind sie lehrreich, weil sie verdeutlichen, dass Aussagen über unbewusst wirksame Prozesse immer nur Annäherungen mit einer gewissen Plausibilität sein können. Für den individuellen Patienten können sie zu einem deutlichen Hilfsmittel zur Kontrolle eigener Affekte und Impulse werden, was im Kapitel über die therapeutischen Konsequenzen zu zeigen sein wird.

Genese einer Amputophilie

Eine groß angelegte prospektive Studie (seit 1963) von Sylvia Brody und Sidney Axelrad (1978) untersuchte den Einfluss der Elternkommunikation auf die psychische Entwicklung der Kinder. Dazu wurden 130 Neugeborene regelmäßig ausführlich beobachtet und die Ergebnisse dokumentiert, beginnend mit der Still- und Fütterperiode in der sechsten Woche. Weitere Untersuchungen erfolgten sechs Monate danach, dann im ersten Lebensjahr und schließlich jährlich bis zum siebten Lebensjahr sowie später im achtzehnten und dreißigsten Lebensjahr.

Henry Massie und Nathan M. Szainberg (1997) fanden heraus, dass sich bei einer der 78 Personen, die im dreißigsten Lebensjahr noch einmal untersucht werden konnten, erst bei diesem Interview herausstellte, dass er an einer Sonderform eines Fetischismus litt, nämlich an einer Amputophilie. Er berichtete, dass er sich von der Vorstellung einer Frau, der eine Extremität fehlt, sexuell erregt fühle und dass er diese Vorliebe bis in sein fünftes Lebensjahr zurückverfolgen könne. Seit seinem zwanzigsten Lebensjahr etwa habe er begonnen, solche Frauen zu suchen, um eventuell eine Beziehung mit ihnen zu beginnen.

Erstaunlicherweise war der Mann bis dahin nie als irgendwie gestört aufgefallen, sodass die Autoren die alten Dokumente noch einmal genauer untersuchten, um herauszufinden, ob sich nicht retrospektiv doch etwas Auffälliges finden lasse. Sie verglichen die aktuellen subjektiven Erinnerungen des Mannes an frühe traumatische Erlebnisse mit Angaben seiner Bezugspersonen aus der damaligen Zeit.

Erst im Interview mit dreißig Jahren begann er über einen in seinem Leben immer wiederkehrenden Traum nachzudenken, der mit einer Erinnerung an eine frühe Trennungssituation von den Eltern in Zusammenhang stand. Dies legte nahe, dass die fetischistische Vorstellung mit der Verarbeitung dieser Trennungserlebnisse zu tun gehabt haben könnte. In dem wiederkehrenden Traum musste er eine dunkle, ihn ängstigende Treppe hinaufsteigen. Es ließ sich ein Zusammenhang mit der Erinnerung des Mannes an eine erste Trennung von den Eltern herstellen, in der eine dunkle Treppe eine Rolle spielte. Die Interviewer nahmen gemeinsam mit dem Mann an, dass die wiederkehrenden Träume von der dunklen Treppe andeuten könnten, dass die Trennung in der frühen Kindheit auch Angst gemacht hatte und dass seine Lust am Sex mit Frauen, denen ein Bein oder ein Arm fehlte, in Zusammenhang damit stehen könnte, dass seine damalige Babysitterin in jenen Wochen ein Gipsbein hatte.

Nach dieser Deutung dachte der Mann lange nach und sagte, dass er noch etwas mehr erinnere: Die Babysitterin und ihr Freund hätten miteinander über den Gips gesprochen und der Freund habe gefragt: »Wann wird er abgenommen?« Der Interviewte schloss diese Erzählung mit einem überzeugten »Aha« und vermutete, dass er wohl als Kind gedacht habe, die Erwachsenen sprächen davon, dass der Babysitterin das Bein abgenommen werden sollte. Bei der Erinnerung dieses zusätzlichen Details meinte er gleichzeitig den Geruch des Gipses in der Nase zu spüren. Er war überzeugt, dass dies wohl den Ursprung seines Fetischs darstelle.

Sorgfältige Befragungen, ob der Betroffene noch andere traumatische Erinnerungen habe, sexuell missbraucht worden oder dem Anblick der geschlechtlichen Vereinigung seiner Eltern ausgesetzt gewesen sei, erbrachten kein Ergebnis. Nach diesem Interview gingen die Autoren noch einmal zurück in die Aufzeichnungen aus der Kindheit des Mannes.

In dieser Studie wurde die Interaktion zwischen Mutter und Kind während des Fütterns und auch beim Spielen gefilmt. Die Mutter-Kind-Interaktion wurde nach verschiedensten Kriterien kategorisiert, die sich auf Einfühlungsvermögen, Effektivität und Kontrollbedürfnis von Müttern und Kindern bezogen. Darüber hinaus wurden die Kinder regelmäßig verschiedenen Untersuchungen über ihren Entwicklungsstand unterzogen und es lagen detaillierte Interviews mit beiden Eltern vor. Nach dieser ausführlichen Prozedur konnten sich die Eltern mit den Studienleitern treffen, um Entwicklungsprobleme zu besprechen und sich Rat zu holen, wenn sie das wünschten.

Als die Filmszenen des Mannes mit dem Amputationsfetischismus und die Aufzeichnungen darüber noch einmal angesehen wurden, ergab sich zunächst ein nicht sehr auffälliges Bild. Die Interaktion zwischen Mutter und Kind schien freudig und ausgeglichen. Die Forscher hatten das Kind vom ersten Lebensjahr an in der positivsten Gruppe eingestuft und das setzte sich bei den

Untersuchungen bis zum fünften Lebensjahr fort. Alles schien ziemlich normal, außer dass die Mutter ihr Kind in einer etwas dramatischen Weise als bewundernswert, charmant, hübsch und verbal geschickt beschrieb. Nur einige Informationen deuteten Belastungen an, die Fehlentwicklungen und damit auch die Vorliebe für Fetische hätten begünstigen können.

Die erste davon war ein Leiden unter schweren Koliken in den ersten sechs Lebensmonaten, die zwar seine Lust beim Stillen nicht beeinträchtigten, aber ihn zwischen den Mahlzeiten stundenlang quälen konnten. Er schrie längere Perioden hindurch, und obwohl die Mutter sehr kompetent versuchte, auf seine Beschwerden zu reagieren und ihn bei sich zu behalten, war sie nicht in der Lage, ihn in solchen Situationen zu beruhigen. Solange er keine Beschwerden hatte, war er allerdings ganz umgänglich und lächelte oft. Die Schwierigkeit verschwand etwa im sechsten Lebensmonat.

Einige – wenn auch nicht alle – Beobachter fanden die Mutter übertrieben fröhlich und etwas zu engagiert, und zwar sowohl dem Kind als auch dem Studienpersonal gegenüber. Für die damalige Zeit etwas auffällig war, wie sehr sich der Vater an der Kinderpflege beteiligte. Er verbrachte fast genauso viel Zeit mit dem Kind wie die Mutter. Er bereitete die Mahlzeiten zu, badete es, brachte es ins Bett und erzählte ihm Geschichten.

Wichtig für den Vergleich mit der subjektiven Erinnerung waren die in den Akten festgehaltenen Trennungen. Die erste Trennung erfolgte nämlich – im Gegensatz zur Erinnerung des Mannes –, als er zwei Jahre alt war und der Vater wegen Arbeitsverpflichtungen für zehn Wochen nicht anwesend sein konnte. Eine Trennung von beiden Eltern über fünf Tage ereignete sich im Alter von vier Jahren. In dieser Zeit zog ein Paar, das in der Nachbarschaft wohnte, in das Haus der Familie. Die entscheidende Trennung, als die Babysitterin einen Gips an ihrem Bein trug, war, als der Junge etwa fünfeinhalb Jahre alt war und die Nachbarsfamilie wieder und diesmal samt ihren Kindern für 14 Tage in das Haus der Familie zog. Der Mann hatte im späteren Interview diese Trennung von den Eltern viel näher an des Vaters lange Abwesenheit gerückt.

Eine erst nachträglich für wichtig erachtete Beobachtung wurde vom Projektteam bei dem Jungen im Alter von vier Jahren, also ein Jahr vor der Trennung mit dem Gipsbein-Erlebnis, beschrieben, nämlich dass der Junge, nachdem er seine Tests absolviert hatte, auf Mutters Schoß kroch und sie heftig am Nacken küsste. Die Mutter seufzte, streckte sich in etwas erotischer Weise und sagte, wie wunderbar doch ihr Sohn sei. Im Alter von sechs Jahren zeigte sich der Junge stark mit dem Thema von Verletzung, Schmerz, Strafe, Schreck und Hilflosigkeit beschäftigt. Gleichzeitig wurde eine Beschäftigung mit ödipalen Themen und Befürchtungen wegen Trennungen oder elterlicher Abwesenheit registriert. In der Abwehr war Vermeidung, Verleugnung und Identifikation mit dem Aggressor zu beobachten.

Im Alter von 18 Jahren hatte der Mann in dem Nachuntersuchungsgespräch keine Erwähnung seiner fetischistischen Neigungen gemacht. Es war nur ein Mangel an Lust und körperlicher Betätigung aufgefallen und ein gelegentlicher Ärger über Frauen, von denen er meinte, dass sie ihn anlügten und zudem kontrollierend seien. Bei der psychologischen Untersuchung waren (minimale) Probleme mit seiner geschlechtlichen Identität aufgefallen. In der abschließenden Diskussion erwähnen die Autoren fünf Faktoren, die (nachträglich betrachtet) psychologisch für die Entstehung des sexuell fetischistischen Symptoms verantwortlich gewesen sein könnten:

- intensive Koliken im ersten Lebensjahr (sie schafften eine somatophysische Grundangst und intensivierten die Abhängigkeit von primären Bindungsobjekten),
- eine ungewöhnlich intensive und erregende Beziehung zur Mutter,
- auch die Beziehung zum Vater hat Zeichen von ungewöhnlicher Nähe und »Überstimulierung«,
- das affektive Klima in der Familie hatte etwas extravagant Übertriebenes,
- Verlust des Vaters für zehn Wochen im dritten Lebensjahr bereiteten eine »Empfindlichkeit für Trennungen« vor. Weitere Trennungen erfolgen im vierten und fünften Lebensjahr.

Vergleicht man diese fünf Faktoren mit dem im nächsten Kapitel vorgestellten Fall von Fetischismus, wird deutlich, wie schwierig es ist, psychoanalytische Beobachtungen zu generalisieren. Auch beim später noch zu beschreibenden Fall gibt es eine besondere Nähe zwischen dem Patienten und seinen Eltern. Doch hat die erdrückende Nähe dort weniger körperlichen als eher psychischen Charakter. Eine besondere Nähe zum Vater mag in beiden Fällen vor einer bedrohlichen, die Kastrationsangst aktualisierenden Mutter schützen. Das Beispiel macht aber auch deutlich, wie sehr man bei jeder Betrachtungsweise die Relativität der Perspektive im Auge haben muss.

Die objektive Beobachtung (Dritte-Person-Perspektive, siehe oben) des Jungen hat nicht zeigen können, dass er schon mit fünf Jahren begonnen hatte, Fantasien über Frauen mit amputierten Gliedmaßen zu entwickeln, das hat erst die gemeinsame Introspektion mit dem Interviewer im dreißigsten Lebensjahr (Erste-Person-Perspektive) enthüllt. Der Vergleich der Einfälle des Mannes mit den objektiven Beobachtungen in der Kindheit haben wieder eine andere Art von »Entstellung« enthüllen können, wie sehr nämlich die Erinnerung dazu neigt, aus vielen Ereignissen eine einzige verdichtete Szene zu machen.

Psychoanalytische »Rekonstruktion« kommt nie ohne hypothetische Bindeglieder aus, kunstvolle Erklärungen, die eher der hermeneutischen Wissenschaft der Textinterpretation zugänglich sind als naturwissenschaftlicher Ursachenforschung. Das Symptom muss als eine Verdichtung vieler unbewusster Wünsche und Ängste gesehen werden, die nie ganz, sondern immer nur bruchstückhaft aufgeklärt werden können. Gemeinsam mit dem Patienten »extrapoliert« der Psychoanalytiker daraus eine erklärende Geschichte. Es handelt sich dabei immer nur um Annäherungen an eine Wahrheit, die schon aufgrund ihres »geistigen« Charakters nie mit der materiellen Wirklichkeit gleichgesetzt werden kann.

Eine solche psychoanalytische Rekonstruktion würde im oben beschriebenen Fall davon ausgehen, dass die Vorstellung von der amputierten Frau eine Angst vor der übermächtigen Mutter besänftigen soll. Die Amputation soll das Sexualobjekt, das an die Mutter erinnert, gleichzeitig schwächen und stärken. Das fehlende Glied ist ein schwächendes Handicap, gleichzeitig hat der Amputationsstumpf etwas Beruhigendes, weil er von dem, was die Frau vom Mann unterscheidet, was ihr zu fehlen scheint, ablenken kann, da er die Aufmerksamkeit auf etwas anderes, deutlich Sichtbares ablenkt. Der Stumpf lenkt damit aber auch von der verunsichernden Tatsache ab, dass die Mutter geschlechtlich etwas anderes ist. Die unerträgliche Vorstellung, von ihr getrennt zu sein, verschwindet auf eine geradezu paradoxe Weise: durch einen abgetrennten Stumpf, der die Abtrennung in etwas Äußerliches, daher Umschriebenes und damit weniger Ängstigendes verwandelt.

Das Gemeinsame an diesem und vielen anderen Fällen von perverser Szene ist der Einfluss der Beziehungsqualität zu den Eltern auf später in erotischen Beziehungen entwickelte unbewusste Angst vor dem Partner. Darüber hinaus betont besonders Phyllis Greenacre (1953, 1968, 1970 und 1979) die Rolle traumatischer Erlebnisse – wie Operationen am Genitale oder Körperteilen, die das Kind symbolisch mit dem Genitale gleichsetzen kann – im zweiten und dritten Lebensjahr, aber auch in der Periode knapp vor der Pubertät hin zur Entwicklung eines gestörten Körperschemas, was Kastrationsängste beim Jungen und Intensivierung von Penisneid beim Mädchen bewirken kann. Sie beruft sich dabei auf eigenes klinisches Material sowie Beobachtungen in Kindertagesstätten, wie sie von Eleanor Galenson und Herman Roiphe (1971) vorgelegt wurden.

Solche traumatischen Erlebnisse entfalten ihre Wirkung, wenn die Ich-Entwicklung durch eine gestörte Mutter-Kind-Beziehung schon nicht optimal verlaufen ist, sie beeinflussen aber auch umgekehrt diese Entwicklung möglicherweise ungünstig.

Die Pädophilie als Beispiel für die Umkehrung eines Traumas

Am Beispiel der Pädophilie soll noch einmal der für Robert J. Stoller so wichtige Mechanismus der Umkehrung einer Niederlage in der Kindheit in einen Triumph im Erwachsenenalter verdeutlicht werden. Zunächst werden einige empirische Untersuchungen dargestellt, die aus der Dritten-Person-Perspektive den Mechanismus der Umkehrung (vom Missbrauchsopfer zum Täter) zu verifizieren versuchen. Danach soll wieder aus der Ersten-Person-Perspektive das innere Erleben der pädophilen Täter betrachtet werden.

Lisa J. Cohen und Yuli F. Grebchenko (2009) haben erst vor Kurzem Studien zu der häufig für die Pädophilie angeführten Hypothese »vom Missbrauchten zum Missbraucher« (Araji & Finkelhor 1985) ausgewertet und kommen zu dem Ergebnis, dass es für diese Hypothese eine »robuste Evidenz« gibt. Die Häufigkeiten von selbst erlebtem Missbrauch in der Vorgeschichte von Personen, die Missbrauch begangen haben, werden in den vorliegenden Untersuchungen zwischen 40 Prozent und 100 Prozent geschätzt und liegen jeweils deutlich höher als bei Sexualstraftätern mit älteren Opfern oder anderen Straftätern (Freund & Kuban 1994; Dhawan & Marshall 1996). In den seltenen Fällen von Missbrauch durch Frauen scheint selbst erlebter Missbrauch noch häufiger zu sein (Miccio-Fonsecca 2000).

In einer Untersuchung an einer großen Bevölkerungsstichprobe zeigte sich, dass Personen, die berichten, in der Kindheit missbraucht worden zu sein, vierzigmal häufiger einen von ihnen begangenen Missbrauch an Kindern unter dem dreizehnten Lebensjahr einräumten (nämlich in 7,7 Prozent der Fälle gegenüber 0,2 Prozent bei den selbst nicht Missbrauchten – Bagley et al. 1994). Eine prospektive Untersuchung an 224 Jungen, die selbst missbraucht worden waren (Durchschnittsalter elf Jahre), fand nach einer über zehnjährigen Katamnesezeit, dass 12 Prozent dieser Jungen zu Missbrauchstätern wurden. Vergleicht man das mit Häufigkeitszahlen in der Durchschnittsbevölkerung, dann ergibt sich eine Zunahme der Wahrscheinlichkeit dafür, ein Missbrauchstäter zu werden, um das Fünfzigfache (Salter et al. 2003).

Trotz dieser deutlichen Steigerung der Wahrscheinlichkeiten zeigen diese Befunde nicht, dass es sich beim selbst erfahrenen Missbrauch um einen notwendigen und hinreichenden Grund für die Entwicklung einer pädophilen Neigung handelt. Es muss also auch Schutzfaktoren geben, die eine solche »Umkehrung« verhindern.

Ian Lambie et al. (2002) verglichen eine Gruppe von Jugendlichen, die einer sexuellen Viktimisierung ausgesetzt waren, aber selbst später nicht zu Tätern wurden (die »resiliente« Gruppe: N = 47), mit einer Gruppe von sexuell Viktimisierten, die später selbst Täter wurden (N = 41). Bei der resilienten Gruppe war es deutlich weniger häufig vorgekommen, dass die Jungen mit der

Vorstellung ihrer eigenen Missbrauchserfahrung masturbierten oder dass sie davon sprachen, den Missbrauch sexuell erregend gefunden zu haben. Aber sie berichteten auch über viel mehr Kontakte mit Gleichaltrigen und häufige Unterstützung durch die Familie und andere Erwachsene.

Mit diesem Wissen aus der empirischen Forschung sollte nun das Fallbeispiel eines ausschließlich pädophil orientierten Patienten gelesen werden.

Ein etwa dreißigjähriger Mann kommt nach einem Suizidversuch zum Erstgespräch zu mir. Die Polizei hatte seinen Computer konfisziert, der unzählige Beweise nicht nur seines Konsums von Kinderpornografie, sondern auch realer sexueller Kontakte zu Jungen enthielt. Er habe seit seiner Pubertät kein anderes Interesse gehabt, als zunächst mit nur wenig jüngeren Jungen Zärtlichkeiten auszutauschen, und habe deshalb schon mehrere Gefängnisaufenthalte und Therapieversuche hinter sich gebracht.

Sein Interesse an Jungen sei gewaltfreie Sexualität. Oft habe er monatelang zwölfjährige Jungen umworben, bevor er es wagte, vorsichtig zu fragen, ob er vielleicht Fotos von ihnen anfertigen dürfe. Meist genüge ihm die zarte Berührung des kindlichen Genitales; wenn der Junge einmal bereit sei, auch sein Genitale zu berühren, sei er schon »ganz glücklich«. Berührung des kindlichen Genitales mit dem Mund komme auch vor, Analverkehr nie, davor ekle ihm.

Mit einigen dieser Jungen habe er später, nachdem das sexuelle Interesse an ihnen erloschen war, noch jahrelang freundschaftlichen Kontakt gehalten. In mehreren Fällen sei er in eine totale Abhängigkeit geraten, habe seine Arbeit vernachlässigt und sich ein Auto ausgeliehen, um den Jungen regelmäßig von der Schule nach Hause oder zu Freizeitveranstaltungen bringen zu können.

Erst nach einem längeren Gespräch berichtet der Patient wie beiläufig sein erstes sexuelles Erlebnis: Er sei am Jahrmarkt von einem Schausteller angesprochen worden, ob er ihn nicht in seinem Wohnwagen besuchen möchte. Als der Schausteller dann ein Pokerspiel vorschlug, habe er gesagt: »Ich weiß genau, was du willst, du willst doch nur Strip-Poker spielen, um an mich heranzukommen.« Dazu kam es dann auch.

Als ich den Patienten frage, was er denn bei dem Erlebnis empfunden hätte, lacht er und sagt, er wäre wie ein Brett dagelegen und hätte es

> über sich ergehen lassen. Er hätte es aber genossen, den erwachsenen Mann so schwach und ihn von seiner Erregung abhängig zu sehen. Es fällt ihm nicht auf, dass seine Faszination für zwölfjährige Jungen diese erste Verführungsszene genau umkehrt. Es genüge ihm dann auch, wenn der Junge wie ein Brett daliege, und ihm gestatte, ihn zu berühren, berichtet er.
>
> Über seine Herkunftsverhältnisse befragt, erzählt der Patient von einer alleinerziehenden Mutter, die ständig mit der Sagrotan-Flasche putzsüchtig durch die Wohnung »gewuselt« sei. Sie habe ihn zudem mit ihrer Fürsorglichkeit geradezu erdrückt. Er habe es nicht ausgehalten, wenn sie ihn umarmt und geküsst habe. Da fürchtete er zu ersticken. Vom Vater hatte sich die Mutter wegen dessen Alkoholproblemen sehr früh getrennt. Ein für kurze Zeit bei ihnen eingezogener Mann sei von ihr kurzerhand vor die Tür gesetzt worden, als dieser versucht habe, den Jungen zu maßregeln. Die Mutter habe ihm alle Wünsche erfüllt, soweit sie konnte, er telefoniere auch heute noch täglich mit ihr – er meint, sie könne wie er das Alleinsein nicht ertragen, aber richtig gut verstanden habe er sich trotzdem nicht mit ihr.
>
> Bevor es zu einem intensiveren therapeutischen Kontakt kommen kann, wird der Patient verhaftet, weil er entgegen einer richterlichen Weisung, Kontakte zu Jungen zu meiden, eine Urlaubsreise mit Mutter und einem zwölfjährigen Neffen gebucht hatte.

Das Beispiel zeigt die Umkehrung des Traumas aus der Perspektive des Patienten, der das sexuelle Erlebnis mit dem Schausteller selbst gar nicht als Trauma darstellt, eher als einen Triumph über den Erwachsenen, der seinen eigenen Affekten ausgeliefert war, die er aber nicht mit ihm teilen konnte. Erst in der Umkehrung wird das Traumatische erschließbar: Nun erlebt er sich als den Abhängigen, der für eine kleine Berührung viel einsetzen, seine Erregung aber zurückhalten muss, um den Jungen nicht zu erschrecken und damit zu verlieren. In der Tiefe ist aber noch eine weitere Umkehrung zu ahnen, die der Patient andeutet, die aber erst eine längere Therapie bestätigen könnte: Das Übergriffig-Bedrängende und die gleichzeitige Angst vor Zurückweisung und Trennung setzt Affekte in Szene, die seine Beziehung zur Mutter bis heute bestimmen. Auch die Mutter dürfte nach wie vor so stark von Trennungsangst beherrscht sein, dass sie sogar bereit ist, den zwölfjährigen Neffen dazu zu überreden, mit ihr und ihrem Sohn gemeinsam eine Reise zu unternehmen, obwohl sie die eigentlichen Motive ihres Sohnes genau kennt.

Die aggressive, ausbeutende Komponente seiner Handlung bleibt dem Patienten trotz der schon durchgemachten Psychotherapie noch völlig verschlossen. Sie einsehen und spüren zu können würde den therapeutischen Durchbruch bedeuten – der auch bei diesen Formen der ausschließlichen pädophilen Orientierung durchaus erreichbar ist (siehe das Kapitel zur Psychotherapie).

Der Kernkomplex

Wie oben schon ausführlicher beschrieben, ist für Mervin Glasser (1979) die Grundlage aller Perversionen in einer dualen (prä-ödipalen) Konfliktkonstellation mit der Mutter zu sehen, die bei allen Menschen auftritt, bei späteren Perversionen aber eine besondere Ausprägung bekommt. Der Konflikt besteht darin, dass einerseits eine intensive Nähe zum begehrten Objekt (ursprünglich die Mutter) gewünscht wird, aber andererseits diese Nähe etwas Unerträgliches hat, weil sie mit dem völligen Verlust individueller Identität (Selbstauflösung) verbunden ist. Während in »normalen« Entwicklungen die »Triangulierung« durch das Hinzukommen des Vaters einen Ausweg schafft, scheint diese Möglichkeit den Personen, die später eine Perversion entwickeln, nicht oder nicht ausreichend zur Verfügung zu stehen.

Der Ausweg des später pervers Reagierenden ist die Sexualisierung der Aggression. Aus dem aggressiv-destruktiven Reflex gegen das »verschlingende« Objekt wird eine sadomasochistische Beziehungskonstellation, in der es um Dominanz, Kontrolle, Machterlebnisse und deren Umkehrung geht. Auch die »pars pro toto«-Bildung, der Ersatz des Ganzen durch einen Teil – Fixierung auf den Fuß der Partnerin oder eine anale »Teillust« –, stellt eine solche Möglichkeit der Kontrolle dar. Die Mischung aus aggressiven, Distanz schaffenden Aktivitäten und erotischer Nähe ist eben nicht die Aufhebung aller Affekte, wie man sich das »mathematisch« vorstellen könnte, sondern der sadomasochistische Affekt, der allen Perversionen in unterschiedlicher Form innewohne. Tendiere eine Mutter aus narzisstischen Gründen dazu, ihre Kinder als Verlängerung des eigenen Selbst zu empfinden und damit wenig einfühlsam zu instrumentalisieren, trage sie zur Intensivierung des Kernkonfliktes bei, so Glasser.

Im Kernkomplex von Mervin Glasser wird in einer Introspektion der Betroffenen das deutlich, was bei Robert J. Stoller (1975) als »Niederlage« in der Kindheit beschrieben wird und in Joyce McDougalls (1985) Beschreibung der »Komplizenschaft und Verführung« durch die Mutter wiederkehrt, ebenso wie in Janine Chasseguet-Smirgels (1975) Darstellung einer Mutter, die dem Jungen das illusionäre Gefühl gibt, er wäre für sie ein ausreichendes Liebesobjekt, der Vater werde nicht benötigt.

Oft fällt in Psychoanalysen mit perversen Patienten auf, dass der Konflikt mit dem Vater ganz in den Hintergrund tritt und die Konfliktsituation mit der Mutter so sehr im Vordergrund steht, dass man sich als Therapeut die Frage stellt, ob der Vater überhaupt Spuren in der psychischen Struktur des Patienten hinterlassen hat. Das werden die folgenden Fallbeispiele zeigen.

Erscheinungsformen der Perversion

Fetischismus

Die folgende Fallbeschreibung (vgl. Berner & Koch 2009) verdeutlicht vieles von der oben schon beschriebenen Freud'schen Metapher zum Fetischismus, die für seine Theoriebildung so wichtig war. Es ist auch zu sehen, dass der Teil des Ichs, der (die Penislosigkeit der Mutter) verleugnet, bei der infantilen Struktur der Realitätswahrnehmung bleibt, der andere hingegen sich gut unter dem Einfluss der äußerer Realität weiterentwickeln kann, sodass der Fetischbenutzer »nur im Bereich der Sexualität« einen »unterentwickelten Realitätssinn« beibehält.

Die Plastikrüstung

Der 41-jährige Herr A., von Beruf IT-Spezialist, kommt zu mir, weil er seine tiefe Abhängigkeit von einem Fetisch behandelt haben möchte. Es geht um gelbes Plastik. Er fürchtet, dass ihn seine ständige Beschäftigung mit diesem Fetisch von Beziehungen fernhalten könne, obwohl er sich eine eigene Familie wünscht. Zehn Jahre vor den ersten Therapiestunden hatte er eine zweijährige Fernbeziehung zu einer Frau beenden müssen, weil er sich zunehmend von ihr dominiert und nicht verstanden fühlte. Nachdem sich die Freundin einem anderen Mann zugewandt hatte, verfiel er wieder in sein einsames Masturbieren unter Zuhilfenahme von Fantasien, die er allerdings auch schon benötigt hatte, um mit der Freundin kohabitieren zu können. Ein wichtiger Teil dieser Fantasien rankte sich um einen Minnesänger aus dem 13. Jahrhundert. Seine innere Einsamkeit treibe ihn dazu, in der Therapie zu versuchen, sich von seinem Fetisch zu trennen.

Ich fasse zunächst zusammen, was sich im Laufe der psychoanalytischen Psychotherapie zur Entstehung des Fetischs herausfinden ließ.

Die Entstehung des Fetischs und der dazugehörenden Fantasien

Herr A. erinnert sich, dass er schon vor der Pubertät auf dem Dachboden nach einem Plastikregenschutz suchte, der über seinen Kinderwagen gespannt gewesen war und einen merkwürdigen Geruch hatte. Als er in die Schule kam, nahm er Plastik-Heftumschläge (möglicherweise mit ähnlichem Geruch) mit ins Bett. Einige Jahre später begann er, mittelalterliche Bildergeschichten, die ihm als Holzschnitte in die Hände gefallen waren, auf durchsichtiges Plastik zu zeichnen. Die im Holzschnitt dargestellten erotischen Rittergeschichten erregten ihn so sehr, dass er sich selbst genital stimulieren und gleichzeitig das bemalte Plastikmaterial an seine Geschlechtsteile drücken musste.

Ein weiteres Stück Realität, das sein späteres Fantasieleben beeinflussen sollte, war ein Lehrfilm aus der Schule, in dem zu sehen war, wie sich Männer mit Plastikmänteln und Geigerzählern vor radioaktivem Ausfall nach einem Atomschlag schützen konnten. Ein Kinderfilm mit dem Titel *Susanne mit dem Zauberring*, in dem sich ein Junge mit einem Plastik-Regenmantel und einer spitzen Mütze als Zauberer verkleidet hatte, bildete ein weiteres Verbindungsstück zwischen Plastik und Rittergeschichten. Die spitze Mütze hatte ihn an die Ritterdamen auf seinen Holzschnitten erinnert.

Reich ausgestaltete Masturbationsfantasien

Die Masturbationsfantasien des Patienten hatten etwas von einer immer wieder angehaltenen Bewegung, was während des Erzählens dieser Fantasien beim Zuhörer Irritationen (ob es wohl je ein Ende geben werde) auslösen konnte. Ein Beispiel: Er ist in Susanna, die Tochter eines Herzogs, verliebt, deshalb nimmt er an einem Turnier teil und ist der einzige Ritter in Plastikrüstung. Sein Sieg begeistert Susanna. Dem Plastikritter steht ein Knappe zur Seite, der ebenfalls eine Plastikrüstung trägt und die Ruhmestaten seines Herren besingt, beispielsweise wie er Menschen bei einer Überflutung gerettet hat.

Die Prinzessin fordert jetzt, dass der Vater sein Versprechen, sie dem Sieger des Turniers zur Frau zu geben, einlöse. Der Vater hat sich aber entschieden, seine Tochter als Jungfrau ins Kloster zu schicken. Der plastikbekleidete Ritter soll ihr vorläufig dienen, ohne sie berühren zu dürfen – er wisse ja, welche Strafe darauf stünde (Kastration): Seine Rüstung ist so gebaut, dass sein Genital wie in einem Plastikkondom verhüllt bleibt, außerdem trägt er Plastikhandschuhe, um die Prinzessin nicht direkt berühren zu können. Jeden Tag muss er nun in diesem Aufzug die Prinzessin vollständig entkleiden.

Die Prinzessin ist zunehmend unglücklich, und der Ritter sagt dem Herzog, dass diese Vorgangsweise gegen die Ritterehre verstoße. Der Herzog wird wütend und lässt ihm die langen Spitzen seiner Plastikschuhe abschneiden. Außerdem lässt er den Dudelsack seines Knappen so »verstopfen«, dass nur mehr hohe Töne herauskommen. Der Herzog droht ihm mit der Sterilisation (nicht Kastration!), lässt aber zu, dass sich die Prinzessin im Plastikbett neben ihm wohl fühlt. Der Patient-Ritter legt ihr einen Keuschheitsgürtel aus Plastik an, sie strahlt in ihrer Schönheit. Der Vater sagt dazu nichts, lässt die beiden gewähren, lässt sogar zu, dass die Prinzessin ihm die Rüstung auszieht, er hat aber noch den kondomartigen Schutz am Penis. Vorher hat der Herzog ihm noch jene Maschine gezeigt, die an ihm die Strafe vollführen würde, wenn er Susanna berühren sollte: Er liegt schon auf der Maschine, eine Kurbel wird betätigt, die Vorführung läuft noch mit einer Plastiksperre, aber als er aufsteht, nimmt der Herzog die Plastiksperre weg …

Diese Masturbationsfantasie verdeutlicht, dass für den Patienten Erotik gleichbedeutend mit einer ständigen Kastrationsdrohung ist, die dann aber knapp doch nicht eintritt; manchmal wird sie durch Sterilisierung ersetzt. Plastik ist der wichtigste Schutz vor Kastration. Eine an das ödipale Dreieck erinnernde

Dynamik verbindet den Patienten mit einem mächtigen Vater, der seine Tochter nicht freigeben will, und einer verführerischen Prinzessin, die schon bereit wäre, aber auch dem Vater nicht entrinnen kann.

Das Kastrationsthema

Das so bewusstseinsnahe Kastrationsthema, das immer auftritt, wenn es um Erotik geht, hat beim Patienten eine ganz besondere Geschichte:

In der zehnten Schulklasse (zur Zeit der Pubertät also) war er in eine Außenseiterposition unter den Mitschülern geraten. Er wurde von ihnen wegen Tollpatschigkeit gehänselt und oft als »kein richtiger Junge« bezeichnet. Ab dem 16. Lebensjahr begann aber etwas, was er als Verfolgung erlebte. Er fürchtete konkret, von Mitschülern möglicherweise wirklich kastriert zu werden. Ein Mitschüler, der eine gewisse Machtposition in der Klasse hatte, nahm ihn häufig auf die Schippe. Ein anderer Junge mit Pagenfrisur wurde scherzhaft als schon kastriert bezeichnet, und der wisse daher, wie es gehe, er sollte es bei ihm durchführen. Immer wieder wurde zweideutig auf die bevorstehende Kastration Bezug genommen: Beispielsweise spielten die Jungen mit einer Kugel aus Papier Fußball und sagten dann, so könne es aussehen, wenn sie mit seinem Hoden spielten.

Seine Angst nahm sehr konkrete Formen an: Die Jungen könnten ihn auf den Dachboden zerren und dort kastrieren. Als er einmal in Panik aus der Schule floh, kam ihm auf dem Weg nach Hause seine Mutter entgegen, was in ihm blitzartig den wahnhaften Einfall erzeugte, die Mutter könnte mit den Schuljungen unter einer Decke stecken, alles sei ein abgekartetes Spiel, er sei das Opfer eines größeren Experiments. Es genügte allerdings, sich mit seinen Befürchtungen einem Lehrer anzuvertrauen, um den Boden der Realität wieder zu erreichen. Seine Empfindungen beruhigten sich. Er machte das Abitur und absolvierte das Informatikstudium.

Diese heftige, wahnhafte Kastrationsangst der Frühadoleszenz hat allerdings Wurzeln, die weit in die Kindheit des Patienten zurückreichen. Er erinnert sich in der Therapie, dass die Großmutter (Mutter der Mutter), als sie bemerkte, dass er die Plastikeinbände der Schulhefte zum Masturbieren im Bett verwendete, ihn auf das

Äußerste beschämte. Die Großmutter sei überhaupt sehr streng gewesen und habe ihm ständig Schulkameraden als Vorbild hingestellt, die er selbst gar nicht mochte und auch leistungsmäßig deutlich unter seinem Niveau empfand, was ihn sehr kränkte. Er erinnert sich aber auch daran, dass die Mutter ein Buch über Ethnologie besaß, in dem hochgestellte Frauen abgebildet waren, die einen Kranz von abgeschnittenen Penissen und Hoden um ihren Hals trugen. Diese sollten von der Kastration besiegter Feinde gestammt haben. Großmutter und Mutter hätten ihm gedroht, dass er seinen Penis einbüßen könne, wenn er zu viel damit spiele.

Die wichtigste Quelle zur Ausgestaltung seiner erotischen Fantasien waren aber in der DDR sehr beliebte Comics, die Mickymaus und Asterix aus dem Westen ersetzen sollten und *Mosaik* hießen. Auch seine Eltern liebten diese Hefte und freuten sich, wenn er sich dafür interessierte. In einer der angebotenen Serien ging es um Kreuzritter; einer von ihnen wurde am Hof des Sultans gefangen genommen. Um die Freiheit wiederzuerlangen, hatte er eine Bedingung zu erfüllen: Er sollte ein gefährliches Krokodil vergolden. Aufgrund eines Missgeschicks aber konnte sich das Tier vom Gold (gelbe Farbe) auf seinem Schuppenpanzer befreien, dem Ritter selbst blieb es hingegen an der Rüstung kleben. Dies wurde ihm vom Sultan als böse Absicht ausgelegt und er degradierte ihn deshalb zum Haremswärter. Das Element der gelben Farbe und die vermutete Kastration der Haremswärter wurden wichtige Elemente der späteren sexuellen Fantasien – der Patient fand anschließend heraus, dass von Kastration im Comicheft nicht die Rede war, möglicherweise hatte er diese Interpretation von der Mutter.

Die familiären Rahmenbedingungen seines Aufwachsens als Einzelkind in der DDR enthalten noch weitere Hinweise auf die Entstehung der Kastrationsangst und auf Befürchtungen, dass Frauen gefährlich und bedrohlich werden können. Der Vater war bei seiner Geburt 29 Jahre alt und ein Gymnasiallehrer, der nicht nur auf gute Schulnoten Wert legte, sondern auch gelegentlich seinen Sohn in der Schule unterrichtete. Die Mutter war 28 bei seiner Geburt, Grundschullehrerin, sie wird als streng beschrieben. Sie verließ den Vater wegen eines anderen Mannes, als der Herr A. 19 Jahre alt war. Möglicherweise war seine psychotisch anmutende Adoleszentenkrise im Zusammenhang mit einer Beziehungskrise der Eltern aufgetreten.

Die Dynamik der Fetischentwicklung

Zunächst und vordergründig ist ein deutlicher Mangel an Vertrauen in Beziehungen zu Frauen beobachtbar. Dieser Mangel ist sehr konkret auf das Geschlechtliche bezogen. Die Idealisierung eines Fetischs hat hier in erstaunlich deutlicher Weise eine Schutzfunktion übernommen, um die Kastrationsangst im Zaum zu halten. Die unsichere Beziehung zur Mutter hat zu einem allgemein unsicheren Bindungsstil geführt, der nicht nur die Beziehungen zu Frauen, sondern auch zu Männern bestimmt.

Die Traumatisierung in der Kindheit hat von Anfang an etwas spezifisch Sexuelles. Es lässt sich meist nicht eindeutig herausarbeiten, warum in dem einen Fall eine unsichere Bindung an die Mutter die sexuellen Vorlieben so spezifisch verändert und in anderen Fällen nicht, aber in diesem Fall kann man vermuten, dass Misstrauen und Furcht gegenüber Frauen tief greifend ist und früh angelegt wurde (durch die Großmutter verstärkt): Herr A. war bis zum 41. Lebensjahr nie eine intime Beziehung eingegangen. Seine Erinnerung an das Bild von Frauen aus einem afrikanischen Volk mit einem Kranz von Penissen um den Hals deutet zudem an, dass das Thema »Kastration« im Gespräch mit der Mutter des Patienten wohl sehr konkret angesprochen wurde.

Die psychische Entwicklung des Patienten scheint nicht nur tief greifend, sondern kontinuierlich immer wieder Störungen unterworfen gewesen zu sein. Man kann eine ganze Reihe von Ereignissen ausmachen, die nicht nur traumatisch gewesen sein dürften (wie die Strafdrohung der Großmutter), sondern auch die Fantasie antrieben und so der Erregung ein Ventil verschafften (das Lesen der Rittergeschichten im Comic): Der Patient dürfte Plastikteile seines Kinderwagens mit einem bestimmten Geruch und Geschmack zunächst als »Übergangsobjekte« (vergleichbar einem Teddybär) benutzt haben. Relativ früh (jedenfalls bestimmt vor der Pubertät) wurden diese Plastikteile auch in einem masturbatorischen Sinne oft heimlich im Bett verwendet, um Spannung abzubauen. Erst ab der Pubertät bekamen sie mit einer gewissen »Nachträglichkeit« ihre volle sexuell-erotische Bedeutung und wurden mit einer Vielzahl von Fantasien verbunden, die kompromisshaft Angst binden und gleichzeitig sexuelle Erregung ermöglichen sollten.

Eindrücke aus der Psychotherapie

Die Psychotherapie, der sich der Patient unterzog, war eine tiefenpsychologisch orientierte Einzeltherapie mit wöchentlicher Frequenz (also keine hochfrequente Psychoanalyse): In dieser Therapie ist aber nichts von dem aufgetreten, was man als Übertragungsperversion (Etchegoyen 1991) bezeichnen könnte, auch keine Zeichen einer Charakterperversion im Sinne Arlows (1971): Würde man die Diagnose »Perversion« davon abhängig machen, müsste man sagen: Der Patient hatte keine. Das Übertragungsgeschehen war klassisch, wie man es bei neurotischen Entwicklungen erwarten würde. Zentral stellte sich eine Vater-Übertragung auf mich ein, der Patient akzeptierte mich wie seinerseits seinen Vater (der angesehene Lehrer) als wissenschaftlichen Experten, dem er sich – beschränkt – anvertrauen konnte, von dem er Rat erwartete und von dem er auch immer wieder enttäuscht war, wenn sich in seinem Leben zu wenig änderte.

In meinem Gegenübertragungsaffekt überwog der Eindruck, einen gelehrigen Schüler vor mir zu haben, der mir seine Intelligenz zeigte, seine Gefühle und Ängste aus einer etwas distanzierten Position berichtete und der enttäuscht war, dass ich ihn nicht einfach mit mehr Männlichkeit ausstatten konnte. Immer hatte ich aber den Eindruck, dass er etwas zu unterwürfig war und mir seine Kritik vielleicht sachlich andeuten, aber affektiv nicht vermitteln konnte. Von Rivalität keine Spur. Vielleicht war ich aber auch eine zweite Mutter, die helfen sollte, dem dyadischen Kernkomplex mit der frühen Mutter zu entkommen (vgl. Glasser 1986; Rotmann 1978).

Diagnostische Einordnung

Nach *psychiatrischer Diagnostik* entspricht dieser Fall ohne Zweifel dem Fetischismus, als Störung der Sexualpräferenz bzw. als Paraphilie mit allen dazugehörigen Merkmalen, einschließlich des Leidens der betroffenen Person unter ihren Symptomen. Dieser Fall lässt sich aber auch ohne Schwierigkeiten den oben angegebenen drei Kriteriengruppen einer *integrierten psychoanalytischen Diagnose* zuordnen (siehe Tabelle 2):

Ohne Zweifel benötigt der Patient seinen *Fetisch* zur Abwehr von unerträglicher Kastrationsangst. Die Beziehungen zur einzigen Sexualpartnerin waren durch Elemente ängstlicher Unterwerfung und Flucht vor ihr gekennzeichnet. Andere Frauen entwertete er sehr massiv, wenn er von ihnen enttäuscht wurde (*sadomasochistischer Beziehungsmodus*).

Die körperlichen Lustvorstellungen beschäftigten sich häufig mit Speichel auf Plastik, den damit erzeugten Geruch, mit Verstopfung (eines Dudelsackes oder seiner Harnröhre) sowie mit einem stinkenden Sichauflösen von Plastik (prägenitale, etwas *urethral-anal gefärbte Partialtrieb-Lust*): Auf der Ebene der Verlaufsmerkmale ließe sich die Perversion im Sinne einer ständig vorhandenen Plombe beschreiben; die gelegentliche masturbatorische Entladung war entlastend. Eine suchtartige Zuspitzung war höchstens knapp vor Beginn der Therapie zu beobachten, als der Patient so heftig mit seinen Fetischen beschäftigt war, dass er alle privaten Kontakte (aber nie die Arbeit) vernachlässigte. Die Persönlichkeitsstruktur war (abgesehen von dem kurzen psychoseartigen Zusammenbruch in der Adoleszenz) eindeutig *neurotisch*.

Die Freud'sche Hypothese, dass der Fetisch den Phallus der Mutter repräsentiere, lässt sich durch Einfälle des Patienten kaum untermauern. Sehr konkret ist ein Bezug zu einem frühen Übergangsobjekt vorhanden, wie es Winnicott beschrieben hat, allerdings mit den von Greenacre (1979) dargestellten Ergänzungen – Überbetonung des Geruchs. Im Gegensatz zum weichen Übergangsobjekt von Winnicott handelt es sich um etwas Härteres, nicht Anschmiegsames. Die Beziehung zur Abdeckung des eigenen Kinderwagens, die starke Erinnerung an den Geruch dieses Stückes aus Plastik, gemischt mit dem Geruch nach Speichel, legt sehr nahe, dass sich das kleine Kind im Kinderwagen beruhigte, indem es an dem Stück Abdeckung des Kinderwagens saugte und lutschte. Die sexuell-erotische Bedeutung dürfte erst später dazugekommen sein. Durchaus im Einklang mit den Veröffentlichungen zu perverser Dynamik seit den frühen fünfziger Jahren steht die Betonung der Mutterbeziehung im Entstehungsprozess und die stark angstbesetzte Beziehung zu ihr.

Sadomasochismus

Sigmund Freud hatte zur Zeit der *Drei Abhandlungen zur Sexualtheorie* (1905) noch keine konkrete Vorstellung von der Bedeutung der Aggression für die Perversion. Sadismus galt damals noch als ein Partialtrieb des Libidinösen: die Tendenz zur Bemächtigung des Sexualobjektes. Erst nach der Konzeptualisierung eines eigenständigen Destruktionstriebes (Freud 1920) widmet sich Freud 1924 in *Das ökonomische Problem des Masochismus* der rätselhaften Beziehung des Masochismus zum Todestrieb.

Es blieb der Schule um Melanie Klein und da besonders Sylvia Payne (1939) vorbehalten, die Rolle der Aggression (als einer inneren Kraft, die bei bestimmten Menschen nur wenig benötigt, um angestoßen zu werden) in der Perversion allgemein und besonders im Sadismus in den Vordergrund zu stellen. Erst die Arbeiten von Robert J. Stoller (1975, 1991) haben den Aspekt der *Feindseligkeit* in der frühen Mutterbeziehung und ihrer Wiederholung bei perversen Konstellationen deutlich gemacht, sodass er heute relativ leicht in Psychotherapien erkannt und benannt werden kann.

Die sadomasochistische Beziehungskonstellation wird von mir neben dem Element der Fetischisierung als zweites Definitionselement erwähnt, da bei ihr die Beziehungsfeindlichkeit ganz im Vordergrund steht.

Die folgenden Fallbeispiele sollen die Feindseligkeit in unterschiedlicher Intensität zeigen. Besonders die erste Konstellation kann in jeder Psychotherapiepraxis gesehen werden und ist dort auch behandelbar.

Sich selbst beleidigende Weiblichkeit

Herr B., ein 48-jähriger, attraktiver und erfolgreicher Manager, kommt gemeinsam mit seiner Frau, mit der er seit dreißig Jahren verheiratet ist. Er hat mit ihr vier Töchter, ähnlich wie sein Vater, der außer ihm als Sohn drei Töchter hat. Seine Frau ist ein Jahr jünger als er, attraktiv und mit ihm so verbunden, wie er mit ihr. Herr B. habe große Probleme mit Zärtlichkeit, sein sexuelles Empfinden sei stark vom Gefühl der eigenen Überlegenheit abhängig und er müsse seiner Frau zeigen, dass er ihren Körper zwar makellos finde, aber viel mehr von Frauen mit großen Brüsten fasziniert sei, die er allerdings gar nicht ästhetisch finde und denen gegenüber er sogar eine gewisse Verächtlichkeit aufbringe. Auch Fesselspiele reizten ihn, und seine Frau war früher gelegentlich darauf eingegangen, war aber nach eigenen Worten nie mit ganzem Herzen dabei – was sie ihm erst nach Jahren eröffnet habe. Die sexuelle Beziehung war so für beide nie voll befriedigend gewesen.

Als es schließlich zu einer Phase extremen Pornografiekonsums kam, den die Frau bemerkte und zuerst auch zu akzeptieren versuchte, war ihr Lustgefühl im Kontakt zu ihrem Mann so massiv beeinträchtigt, dass sie begann, sich ihm zu verweigern. Das wieder ließ sein sadomasochistisches Fantasieleben völlig entgleisen und er suchte nach immer extremeren Reizen mit immer hässlicheren Frauen mit sehr großen Brüsten. Dies hatte bereits vor zwanzig Jahren zu einer Psychotherapie geführt. Seit dieser Zeit gab es mehrere Anläufe, das Problem sowohl im Paarsetting als auch in Einzeltherapie (immer mit Teilerfolgen: Verbesserung der Beziehung) zu behandeln. Nach monatelanger sexueller Abstinenz wollen es nun beide neuerlich mit einer Psychotherapie probieren.

Komplementäre Lebensgeschichten

Herr B. stammte aus der Familie eines tyrannischen, aber geschäftlich sehr erfolgreichen Mannes, der sich seinem Sohn ständig als unerreichbar tüchtiges Vorbild präsentieren musste. Gleichzeitig betonte er, dass das Leben viel mehr von ihm, dem Sohn, verlangen würde, als er zu leisten bereit sei. Die Mutter habe ihm immer zu verstehen gegeben, dass er sich nicht einbilden solle, als Junge besser als seine Schwestern zu sein. Die Schwestern hätten ihn als völlig »blöd« und tollpatschig hingestellt und oft verlacht. Der Vater habe ihn abends auf Aufforderung der Mutter gezüchtigt, wenn er untertags gegen Regeln verstoßen habe. Lange sei er tatsächlich ein »Versager« gewesen, bis ihm plötzlich nach einer gewissen Anerkennung bei der Bundeswehr »der Knopf aufgegangen« sei, er ein Studium abschließen und eigenständig eine erfolgreiche Firma gründen konnte. Nebenbei habe er sich als Jazz-Musiker betätigt, sodass er letztlich wie sein Vater kaum für die Familie verfügbar gewesen sei, sondern entweder arbeitete oder sich der Musik widmete.

Im Elternhaus sei er sich wie ein »Alien« vorgekommen, ständig sollte er den Schwestern nachgeben, die ihn klein machten. Erst später erfuhr er, dass der Vater viele Nebenbeziehungen hatte, unter denen seine Mutter litt, außerdem war die Beziehung des Vaters zur ältesten Schwester – die er zu sich ins Ehebett holte – in einer nie ganz geklärten Weise »übergriffig« gewesen. Die Schwester sei deshalb später jahrelang in Therapie gewesen.

Er selbst glaubte von sich, seit der Pubertät erotisches Interesse für Fesselspiele und andere Demütigungen von Frauen entwickelt zu haben. Er habe auch die Schwestern gefesselt und dann bis zur Erschöpfung gekitzelt. Schon mit 15 Jahren habe er sich einschlägige Bilder aus dem Sexshop beschafft: gefesselte Frauen, mit hoch gebundenen Beinen, abgebundenen Brüsten und vieles mehr. Den Anblick der Vagina fand er abstoßend, Brüste faszinierten ihn und »Weiblichkeit, die sich selbst beleidigt – Hängebrüste zum Beispiel«. Vor dem Kennenlernen seiner Frau gab es nur zwei kurze, unbedeutende Beziehungen. Um seine Frau habe er einige Zeit geworben, bis sie zusammenkamen (er war 18 Jahre alt): Er fand die Sexualität mit ihr sehr aufregend, empfand aber nichts beim Küssen, was sie von Anfang an störte.

Die Lebensgeschichte seiner Frau scheint ganz komplementär dazu zu sein:

Sie hatte einen tyrannischen, aber untüchtigen Vater, der viel Alkohol trank und übermäßig Medikamente einnahm. Ohne die tatkräftige Unterstützung durch die Mutter wäre das Familiengeschäft bankrottgegangen. Der Vater verfolgte die Tochter mit »Blicken« so sehr, dass sie sich ihre Brustwarzen mit Tesa-Streifen überklebte, um ihm nicht zu gefallen. Die Mutter überforderte sie leistungsmäßig (in der Schule wäre sie beinahe durchgefallen) und drängte sie, freundlich zum Vater zu sein, um ihn bei Laune zu halten und selbst von ihm in Frieden gelassen zu werden.

Frau B. hatte drei Brüder, die sich ihr immer überlegen fühlten und wenig zum Familienfrieden beitrugen. Auch in ihrer Familie wurde regelmäßig gezüchtigt. Sie hatte immer um die Liebe der Mutter gekämpft, aber erst nach dem Tod des Vaters war es ihr nur zwei Jahre lang vergönnt, mit ihr in Harmonie zu leben. So konnte sie wenig innere Sicherheit erwerben und fühlte sich sehr geschmeichelt, als ihr zukünftiger Ehemann stetig und anhaltend um sie warb. Schließlich gab sie seinem Werben nach und begann ihn langsam auch zu lieben, obwohl sie die Sexualität mit ihm nicht befriedigte. So hatte sie wie bei der Mutter ständig das Gefühl, ihm nicht zu genügen, zeigte ihm aber später auch deutlich, dass er es nicht schaffte, ihr das Gefühl zu vermitteln, dass sie »gemeint« sei, wenn er sie sexuell begehre.

Die sadomasochistische Kollusion

Herrn B. ist durchaus bewusst, woher sein Bedürfnis kommt, Frauen zu erniedrigen. Er weiß, dass er die Niederlagen, die ihm Schwester und Mutter (mit ihrem großen Busen) zugefügt haben, umkehren möchte und dass das Triumphgefühl der Umkehrung Voraussetzung für eine starke erotische Erregung ist. Das hat er auch bei einigen »unbedeutenden« Partnerinnen kurzfristig erleben können.

Die Beziehung zur Ehefrau, die er schätzt, hat eine andere Qualität. Sie hat ihm in weiten Bereichen des Lebens Sicherheit geben können, sie war auch die Richtige, um mit ihr Kinder zu haben, aber ähnlich wie bei der Mutter und beim Vater leidet er darunter, dass er es ihr nie recht machen könne, weder im Alltag noch im Bett. Auch wenn er sich noch so bemühe, fühle sie sich nie gemeint, das treibe ihn zur Verzweiflung. Die Musik, die er mache, habe ihr anfangs gefallen. Zunehmend empfinde sie diese aber als Konkurrenz und wolle ihn auch nicht mehr zu Auftritten begleiten. Er hatte versucht, seine sadistischen Tendenzen vorsichtig in die Beziehung zu integrieren, und meinte auch bemerkt zu haben, dass seine Frau der Fesselung und anderen Arrangements, die er mit ihr ausprobiert hatte, durchaus etwas hatte abgewinnen können, doch widersprach sie ihm diesbezüglich Jahre später. Die sexuelle Beziehung zu ihr sei ihm durchaus wichtig, wenn auch für ihn nie voll befriedigend. Er habe ständig Angst, seine Frau zu verlieren.

Frau B. leidet darunter, nie das Gefühl gehabt zu haben, um ihrer selbst willen geliebt zu werden und immer der Liebe nachlaufen zu müssen. Sie habe sich auf bestimmte Spiele eingelassen, um mehr Begehren vonseiten ihres Mannes zu spüren, das sei auch etwas befriedigender gewesen, aber gleichzeitig auch enttäuschend, besonders nachher, wenn ihr bewusst wurde, wozu sie sich hergegeben habe, um etwas Nähe spüren zu können. Sie ahnt, dass sie ihre ständige Klage, nicht gemeint zu sein, auch einsetzen könne, um ihren Mann zu »treffen« – möchte das aber auf keinen Fall unter dem Aspekt eigener masochistischer oder sadistischer Lust sehen. Allerdings berichtet sie, beim Masturbieren zum Orgasmus zu kommen, wenn sie sich vorstelle, wie ihr Mann eine *andere* vollbusige Frau anfasst (»Ich mache aus meiner Niederlage einen Triumph«, sagt sie und erzählt gleich weiter von der Enttäuschung, die sie erlebte, als sie sah, wie der Vater die Mutter küsste).

Letzten Endes entschließt sich das Paar zu zwei getrennten Einzeltherapien, hauptsächlich deshalb, weil die Frau möglichst in einer Therapie mit einer Therapeutin und unabhängig vom Druck ihres Mannes klären möchte, ob es besser wäre, es noch einmal allein und eventuell in einer anderen Partnerschaft zu versuchen, um ein besseres psychisches Gleichgewicht zu finden.

Diagnostische Einschätzung

In diesem Fall lassen sich vor allem beim Mann (bei der Frau höchstens in Andeutungen) die drei Elemente der psychoanalytischen Perversionsdiagnose ausmachen: *Fetischbildung* (Busen der Frau), *sadomasochistische Beziehungskonstellation* (durch aggressive Verweigerung und Entwertung) und *prägenitale Lustelemente* (Fesseln und andere Erniedrigungen): Da aber im Sadomasochismus die Feindseligkeit in der Beziehung das zentrale Element ist, sollte in dieser Fallgeschichte auch noch die Dialektik zwischen zärtlichem Beziehungswunsch und erotisch erlebter Unterwerfung untersucht werden.

Bei beiden Partnern besteht eine konflikthafte Unsicherheit mit der geschlechtlichen Identität, die ein volles intimes Sicheinlassen auf die körperliche Beziehung erschwert. Beide scheinen das aber voneinander zu ahnen und sich gegenseitig nicht vorzuwerfen. Während die Frau meint, bei entsprechenden Vorbedingungen wäre sie in der Lage, auch zärtliche Nähe zuzulassen, ist beim Mann die massive Angst vor Intimität deutlich sichtbar (etwa an der Unfähigkeit zu küssen), obwohl er sie in der Tiefe auch wünschen dürfte. Er schwankt zwischen der Lösung, seine erotischen Bedürfnisse in sadomasochistischen Arrangements genussvoll und ungehemmt auszuleben und auf jede zärtliche Dauerbeziehung zu verzichten, und der Möglichkeit, sich die ungehemmte sadistische Lust im Interesse einer Sicherheit gebenden und beruhigenden Dauerbeziehung mit einer Frau zu versagen. Zärtliche Gegenseitigkeit mit der Frau ist möglich, manchmal auch Geschlechtsverkehr, allerdings nur, wenn beides von der Leidenschaft getrennt bleibt.

Die Lust am Bösen und der Todestrieb

In diesem Beispiel ist kaum etwas davon zu sehen, was Franco De Masi (1999) als den eigentlichen, den *strukturellen Sadismus* beschreibt. De Masis Hauptanliegen ist es, darzustellen, dass die sadomasochistische Perversion auch bei Patienten gefunden werden kann, die *nicht* Stollers berühmter Umkehrmetapher entsprechen, also eine traumatische Niederlage in der Kindheit in einen Triumph als Erwachsene zu verwandeln. Er vermutet dagegen, dass »Patienten, die später eine Perversion entwickeln, in frühester Kindheit an einem ausgeprägten *Mangel an Beziehungen* und Emotionen gelitten und daher den Weg des *sexualisierten Rückzugs* angetreten haben. Wahrscheinlich besteht darin das *traumatische* Element, das die Perversion beim Erwachsenen vorbereitet« (ebd., S. 185): Letzte Ursache sei aber sexualisierte Destruktivität – das Böse in einem Kleinianischen Sinn –, also vom Todestrieb ableitbar.

Die Lust am Bösen habe dann etwas stark Erregendes, das die Befriedigung im libidinösen Sinn in den Schatten stelle und einen invasiven und infiltrierenden Charakter annehmen könne, der alle psychischen Strukturen zerstört. Die Beziehung zum Objekt sei nicht Hass, sondern Gleichgültigkeit. Da der Sadomasochist nur mit seiner Fantasie beschäftigt sei und damit, wie er das Objekt zu ihrer Realisierung nutzen könne, spricht De Masi von der sadomasochistischen Monade (und nicht Dyade): In ihrer Beziehungslosigkeit stelle die Perversion und insbesondere der Sadomasochismus einen seelischen Zustand dar, der der Sucht gleiche. Besonders deutlich zeige sich das in den extremen Fällen, bei denen sich die Perversion immer mehr vom Sexuellen im engeren Sinn löse und zu einer Technik werde, die direkt den geistigen Rauschzustand (der das Sexuelle nur als Treibriemen benötige) herbeiführen soll.

Die Hypothese De Masis lautet, dass die perverse Lust darauf abziele, sich den Rest der Persönlichkeit zu unterwerfen, da die Sinneslust die Eigenschaft einer psychischen Erregung besitze. Damit werde eine Dynamik, die der Drogenabhängigkeit ähnlich sei, in Gang gesetzt.

Es gehört zu De Masis Anliegen, diese Form des Sadomasochismus als »eigentlichen« oder »strukturellen« Sadomasochismus von allen anderen Formen sadomasochistischer Symptombildung relativ scharf abzugrenzen. Man müsse auf ihn vorbereitet sein, um nicht von Patienten zynisch missbraucht zu werden. Das psychoanalytische Verstehen, Symbol der menschlichen Beziehung, werde über einen langen Zeitraum hinweg von einem solchen Patienten entwertet oder subtil verspottet, und zwar indem er über Gefühle spricht, die er gar nicht hat, um sich zum Schein als ein Patient darzustellen, als der er sich gar nicht fühlt, und sich darüber zu freuen, dass er den Therapeuten an der Nase herumführen kann.

Auch Nikolaus Becker hat diesen Zerstörungsprozess im Auge, wenn er schreibt:

> »Sadomasochismus kann mit dem verbunden sein, was Green (1993) ›Desobjektalisierung‹ nennt. Wenn keinerlei Wunsch nach Objektverschmelzung mehr das Begehren mitbestimmt, ist das Objekt nicht einmal mehr als ›Ding‹ für die Lustgewinnung geeignet. Es verliert auch den Wert als sexuell erregender Fetisch und wird nur mehr mit negativer Lust ausgestattet. Das kann geschehen, wenn den Objekten insgesamt die positive affektive Besetzung entzogen worden ist. Dann aber droht *gleichzeitig* dem Subjekt latent das tödliche Erlöschen. Denn Subjektbewusstsein bleibt trotzdem vom affektiven Austausch mit Objekten abhängig. Dies schafft eine Dynamik, in der die Sexualisierung nicht mehr vor dem Durchbruch mörderischer Destruktivität schützt« (Becker 2008, S. 172).

Eberhard Schorsch und Nikolaus Becker (1977) haben in 16 Fallgeschichten von »sexueller Tötung« unter dem Titel *Sadismus als soziales und kriminelles Handeln* solche Tötungen psychodynamisch analysiert und in keinem der Fälle eine Dynamik beschrieben, die dem von De Masi beschriebenen »strukturellen Sadismus« entsprechen würde. Bei ihnen signalisiert der Tötungsimpuls *immer* den *Zusammenbruch der psychischen Struktur*, die über lange Zeit durch Sexualisierung der Aggression im Gleichgewicht gehalten wurde.

Das folgende Fallbeispiel soll das verdeutlichen. Auch hier geht es nicht einfach um fehlende Beziehung, sondern um tiefe Verwundungen und Racheimpulse – also doch die Stoller'sche Umkehrung – und keineswegs um eine kalte Gleichgültigkeit. Es geht aber nicht darum, De Masi grundsätzlich zu widerlegen, sondern deutlich zu machen, dass die von ihm beschriebene Dynamik erstens extrem selten sein dürfte und zweitens, wenn man sie antrifft, auf weitere Hintergründe untersucht werden muss, bevor man sie als nicht mehr weiter hinterfragbare »Struktur« bezeichnet.

Der erhängte Vater

Ein Patient war in einer Einrichtung der Justiz therapiert worden, nachdem er 20 Jahre zuvor eine junge Frau mit unzähligen Messerstichen getötet hatte. In der Zeit während der Entlassungsvorbereitungen aus der Haft war es zur Tötung eines elfjährigen Jungen (dem Sohn der jetzigen Lebensgefährtin) mit Messerstichen in ganz ähnlicher Abfolge wie bei der Frau zwanzig Jahre zuvor gekommen, also zu einer entsetzlichen Art der Wiederholung seines ursprünglichen Delikts – danach war er von der Polizei gejagt und auf der Flucht erschossen worden.

Ich hatte die Gelegenheit, mit dem Therapeuten (er hatte den Patienten über ein Jahr lang in wöchentlichen Einzelsitzungen gesehen) und der langjährigen Lebensgefährtin des Patienten (also der Mutter des erstochenen Jungen) zu sprechen.

Die Sexualität mit der Lebensgefährtin schien äußerlich normal gewesen zu sein. Bei genauerem Nachfragen stellte sich allerdings heraus, dass die Lebensgefährtin trotz häufiger sexueller Aktivitäten ohne Orgasmus geblieben war und darunter gelitten hatte, dass dieser Mann ständig narzisstische Bestätigung einforderte, ohne auf sie Rücksicht nehmen zu wollen, ja sogar oft verächtlich über ihren Körper gesprochen hatte. Vierzehn Tage vor dem Delikt hatte er in hypochondrischer Weise körperliche

Beschwerden geäußert und sich der Sexualität mit der Partnerin entzogen. Immer öfter habe er sich den ganzen Körper rasiert, dann vor dem Spiegel masturbiert und sich gleichzeitig mit einer Selbstauslöserkamera fotografiert. Eines der Fotos, das knapp vor der Tat aufgenommen wurde, zeigt ihn als Frau verkleidet, stark geschminkt, den Hals in der Schlinge und die Zunge herausgestreckt wie beim Ersticken.

Der Therapeut lieferte dazu die Information, dass dieser Patient immer wieder von dem schrecklichen Erlebnis gesprochen habe, das ihm als Achtjähriger widerfahren sei, als man ihn in die Werkstatt des Vaters geschickt hatte, wo er diesen erhängt vorgefunden habe. Er sei voller Hass auf die Mutter gewesen, die er verdächtigt habe, den Tod des Vaters durch eheliche Untreue mitverursacht zu haben, und die ihn vor diesem schrecklichen Erlebnis – den Vater in der Schlinge sehen zu müssen – nicht bewahrt habe.

Die angefertigte Fotografie bestätigt einen ersten Versuch, diese traumatische kindliche Niederlage in einen Triumph zu verwandeln. Der gute Vater wird in der skurril-erotischen Inszenierung durch die böse Mutter ersetzt, mit der sich der Täter auch identifiziert. Durch das fantasierte Erhängen auf dem Foto wird das erschreckende Erlebnis externalisiert und in eine lustvolle, erregende Fantasie umgewandelt (sexualisiert).

Zu dieser narzisstischen Selbststimulierung war es gekommen, nachdem der Mann eine äußere Niederlage hatte hinnehmen müssen: Nach anfänglichen Erfolgen in einer schulischen Weiterbildung versagte er plötzlich und bestand eine Prüfung nicht. Kurz darauf kam es zu einer zweiten Beschämung, die die Tat auslöst: Der elfjährige, ebenfalls etwas depressive Sohn der Lebensgefährtin kam früher aus der Schule und entdeckte seinen Stiefvater bei einer seiner merkwürdigen sexuell-masturbatorischen Fotoaufnahmen. Wie von Sinnen stach der nackte Mann mit einem großen Messer auf das Kind ein: in den Halsansatz, in die Herzgegend und ins Genitale. Einen Daumen brach er dabei aus dem Gelenk.

In den bizarren narzisstischen Masturbationsfantasien dieses Mannes spielen *internalisierte Objektbeziehungen* eine zentrale Rolle. Teile von Vater und Mutter werden zu lächerlichen, miteinander und mit Selbstanteilen verschmolzenen Karikaturen.

Mit der Tötung des Kindes (eine Wiederholung der früheren Tat) werden ähnlich wie auf dem Foto Selbst- und Objektanteile erregenden Inhalts (aber ohne deutliche geschlechtliche Differenzierung) vernichtet. Hier hat eine aggressiv-destruktive Lust offenbar mehr mit Allmachtsgefühlen als mit sexueller Erregung im engeren Sinn zu tun, obwohl das wütende Eindringen in den Körper des Kindes mit der Betonung eines kastrierenden Elementes nicht ohne sexuelle Konnotation auskommt. Dieses Eindringen kann aber doch kaum als Ersatz für das zu wenig befriedigende sexuelle Erleben mit der Lebensgefährtin gesehen werden. Eine solche Interpretation bliebe viel zu oberflächlich und würde die gewaltige Lust an der Vernichtung unterschätzen, die den Täter anfällt wie ein böser Traum, den er vermutlich lange in hasserfüllten Nächten genährt hatte, um mit beschämenden Frustrationen fertigzuwerden.

Nach der Tat haben Mithäftlinge erzählt, dass er im Gefängnis in manchen einsamen Nächten Fotos von Frauen mit Messerstichen durchbohrt hatte.

Hier ist die »Desobjektalisierung« im Sinne André Greens (1993) durchaus erkennbar, auch die rauschartige, alles Sexuelle in den Schatten stellende Destruktivität, wie sie De Masi (1999) beschreibt. Trotzdem bleiben auch hier immer noch Bruchstücke alter Objektrepräsentanzen sichtbar. Es wird deutlich, dass selbst in diesen Fällen von schwersten sadistischen Impulsen Elemente der Stoller'schen Umkehrungsmetapher zu sehen sind, wenn auch die Repräsentanz der frühen Objekte etwas sehr Bruchstückhaftes und Zersplittertes hat, sodass man keine Menschen darin mehr erkennt, sondern nur Partialobjekte, die stark umgewandelte Elemente des Mütterlichen, des Väterlichen und des Selbst enthalten.

Im Gegensatz zum vorigen Beispiel von Herrn B. wird hier ein weiteres Element deutlich, das für die schwersten Formen von Sadismus charakteristisch ist: Die Schwere des Sadismus ist an der Massivität der Realitätsentstellung in den damit verbundenen Fantasien zu erkennen. Sie sind von zwingendem Charakter und so starkem Affekt begleitet, dass die Betroffenen sie nicht mehr als unrealistisch zur Seite schieben können. Wenn auch in den Fantasien Elemente von Unterwerfung und Selbstvernichtung auftreten können, so steht in den in Szene gesetzten

Handlungen fast ausschließlich das Objekt Vernichtende im Vordergrund, sodass man auch nicht mehr berechtigt ist, von Sadomasochismus zu sprechen, sondern nur von Sadismus.

Dies wird durch die Arbeit von Andreas Hill und Mitarbeitern (2006) an einer Gruppe von sadistischen Sexualmördern nahegelegt. Nur 13 Prozent von ihnen zeigten auch Zeichen von »gelebtem« Masochismus. Genau das Gleiche dürfte auch umgekehrt für die schwersten Formen von Masochismus gelten, in denen die rauschartige Vorstellung von Selbstvernichtung so gut wie nie in eine gegen andere gerichtete, sadistisch erlebte Szene umschlägt.

Pädosexualität und Pädophilie

Das sexuelle Interesse an Kindern als »Kinder*liebe*« zu bezeichnen mutet manchen etwas eigenartig an, aber die griechische Endsilbe »-philie« meint sowohl »Liebe« als auch »Vorliebe«. Diese Vorliebe ist so vielgestaltig und in ihrem Verlauf so unterschiedlich, dass schon Richard von Krafft-Ebing – der Schöpfer der Bezeichnung »Pädophilie« – lange zweifelte, ob es sich dabei um eine eigenständige Perversion oder nicht vielmehr um eine Reaktion auf sexuelles Unvermögen gegenüber geeigneten Sexualpartnern handle. Erst in der fünften Auflage seines berühmten Standardwerkes *Psychopathia sexualis* verwendete er den Begriff »Paedophilia erotica« (Krafft-Ebing 1890) und bezeichnete damit ein sexuelles Interesse an Kindern, die noch nicht pubertiert haben. Diese sexuelle Ausrichtung bestehe seit der Pubertät der betroffenen Personen. Bei der Kohabitation mit Erwachsenen (des Gegengeschlechts) trete kein Lustgefühl ein. Allerdings könne man bei manchen von ihnen die Diagnose lange nicht stellen, da sie in der Lage wären, »faute de mieux« (»aus Not«) mit Erwachsenen zu kohabitieren.

Die sexuellen Aktivitäten mit Kindern beschränkten sich meist auf Berührungen oder Masturbation vor Kindern, ohne sich selbst dabei zu entblößen. Pädophilia erotica trete nur selten bei Homosexuellen auf, gelegentlich allerdings auch bei Frauen (ebd.).

Neben dieser Form vorsichtigen Ausagierens des pädosexuellen Bedürfnisses, das meist im Bewusstsein der Unvereinbarkeit mit den Bedürfnissen des Kindes erfolgt, gibt es unzählige andere

Formen, die von vielen Autoren unterschiedlich eingeteilt wurden. Ich möchte hier die Vor- und Nachteile dieser Einteilungen nicht im Einzelnen darstellen (vgl. Berner 2003, 2004), sondern nur eine der letzten (Cohen et al. 2008; Cohen 2010) wiedergeben, die erstaunlich große Ähnlichkeiten mit der Sicht des Pioniers Krafft-Ebing aufweist.

Lisa J. Cohen (2010) unterscheidet nach ausführlicher Analyse von veröffentlichten Untersuchungen an Kollektiven, die wegen sexueller Interessen an Kindern aufgefallen waren (meist verurteilte Missbrauchstäter), die »wahren Pädophilen« von den »opportunistischen«. Die wahren Pädophilen zeichneten sich durch ein durchgehendes sexuelles Interesse an Kindern unabhängig vom jeweiligen Kontext aus, während die opportunistisch orientierten häufig eine durch Alkoholkonsum reduzierte Hemmfunktion, oft mangelnde soziale Geschicklichkeit und soziopathische Züge zeigten. Oft käme es bei Letzteren zum Übergriff auf Kinder, wenn sie von anderen Erwachsenen isoliert seien. Während man bei den wahren Pädophilen häufig ein hohes Maß an sozialer Angst und selbst erlebten Missbrauchs in der eigenen Kindheit finde, wären bei den opportunistischen Pädophilen ein hohes Maß an Impulsivität, viele »kognitive Verzerrungen« (Selbsttäuschungen, die es ihnen erleichtern, »sich die Erlaubnis zum Handeln zu geben«) und Züge von allgemeiner Antisozialität zu finden.

Wenn »Pädophilie« als psychoanalytischer Terminus und somit als Sonderform einer Perversion konzipiert wird, dann sollte festgehalten werden, dass sie mit dem Fetischismus die *Fixierung auf bestimmte körperliche Merkmale* (wie ein ganz bestimmtes kindliches Lächeln, die zarte kindliche Hand, den »blonden Schopf« etc.) verbindet und mit dem Sadomasochismus *das gestörte Beziehungselement*. Die Unterlegenheit und Manipulierbarkeit des Objekts scheint so gut wie immer eine Voraussetzung für die sexuelle Erregung zu sein. Die Verbindung mit dem Sadomasochismus ist bei den »opportunistischen« Formen besonders deutlich.

Im folgenden Beispiel handelt es sich um einen Fall, der in jeder Psychotherapiepraxis angetroffen und dem dort auch geholfen werden kann, weil seine »Struktur« im Wesentlichen neurotisch ist. Die Symptomatik entspricht einer zwischen »wahrer« und »opportunistischer« Form liegenden Pädophilie.

Der Gymnasiallehrer

Ein vierzigjährige Gymnasiallehrer suchte die psychoanalytische Behandlung nicht ganz freiwillig auf, sondern weil er pubertierende Schülerinnen so auffällig an Busen und Po berührt hatte, dass es zu Interventionen der Eltern, zu einem Disziplinarverfahren und schließlich zu einer Versetzung kam, die seinen weiteren direkten Kontakt mit Kindern verhindern sollte. Erst während der Therapie wurde ihm ein zunehmendes Fantasieren und Träumen von pubertierenden Mädchen bewusst, ein unerfülltes Sehnen nach einer Begegnung mit dem »reinen« Körper des Kindes, der etwas Erlösendes für ihn habe.

Der Mann war mit einer dominanten, leistungsorientierten Frau verheiratet und hatte zwei Töchter, die er liebte. Er gab an, er habe guten, bis vor Kurzem auch sexuell befriedigenden Kontakt zu seiner Frau gehabt, und benötigte einige Zeit, um einzuräumen, dass er sich von ihr unterdrückt fühlte – wie seinerzeit indirekt auch von der Mutter, die seinen Vater, einen kleinen Mann mit einer entstellenden Verkürzung des rechten Armes, wohl nicht richtig geachtet habe. Trotz aller Idealisierung der Elternbeziehung und auch des eigenen Familienlebens wurde die einschränkende Angst vor der als äußerst mächtig erlebten Mutter deutlich.

Bei Nachfragen zeigte sich, dass die Sexualität zwischen den Ehepartnern sehr ritualisiert und eingeschränkt ablief. Sich selbst erlebte der Patient als nicht männlich und durchsetzungsfähig genug. Eigentlich habe er Mathematiker werden wollen, habe sich aber eine Universitätskarriere nicht zugetraut. Dann habe er in dem, was zunächst als »Ausweichen« gedacht gewesen sei (Lehrer an einem Gymnasium zu sein), erstaunlich starke Befriedigung gefunden. Besonders die Bewunderung der jungen Mädchen, die ihn so anstrahlen konnten, habe ihm gutgetan. In seiner Liebe zum Skurrilen und versteckt Aggressiv-Witzigen – ablesbar an seiner Begeisterung für die Monty-Python-Filme – erinnerte der Gymnasiallehrer stark an Lewis Carroll, den Autor von *Alice im Wunderland*, der seine Vorliebe für kleine Mädchen als »nicht gesund« verstand und das klassische Beispiel eines eher neurotisch-perversen Menschen ist (vgl. Berner 1997).

Das Symptom des raschen Ertastens kindlicher Körperlichkeit, das wie ein Einverleiben wirkt, hatte deutliche Ersatzfunktion.

Die ertastete Zartheit der »unschuldig knospenden Blüte des Körpers« tröstete ihn über eine Unerfülltheit in der Erwachsenenbeziehung hinweg, in der sich der Patient unter Druck fühlte, Ansprüche einer mächtigen (und animalisch erlebten) Frau erfüllen zu müssen. Wirkliche Intimität konnte er da wie dort nicht erreichen, aber das Zarte, Unschuldige entschädigte ihn etwas in seiner Bedürftigkeit, da er in der Beziehung zur erwachsenen Frau genau dieses Zarte nicht finden konnte.

Die bewusste Betonung des Interesses für alles Zarte und Feine deckte aber eine latente Aggressivität zu, die dem Patienten zunächst nicht bewusst war, sich aber an einer seiner Fantasiegeschichten deutlich zeigte, die er in einem Freundeskreis, in dem es um gegenseitige Förderung von Kreativität und Einfallsreichtum ging, zum Besten gab:

> Ein Zwerg kommt zu einem Unfall, findet eine schöne Frau mit blutverschmierten Gesicht vor und rettet sie. Sie lädt ihn auf ihr Schloss ein. Er kommt auf einem Elefanten angeritten und wird eingelassen. Der Mann der Gräfin geht in den ersten Stock, von dort hört man »eindeutige Geräusche«. Die Gräfin sieht den Zwerg vieldeutig an und sagt zu ihm, er habe einen Wunsch frei. Der Zwerg möchte mit der Gräfin schlafen. Schnitt. Nach Jahren kommt der Zwerg wieder. Ein Kind öffnet das Tor, der Zwerg weiß, es ist sein Kind.

Auch seine Beziehungsgeschichte war voll von Größenideen und ständiger Angst, den eigenen Ansprüchen nicht gerecht werden zu können. Eine zwei Jahre ältere Schwester habe für ihn wenig Bedeutung gehabt, denn die Mutter habe ihn so idealisiert, dass jeder nicht hervorragende Schulerfolg als Ungerechtigkeit der Lehrer gesehen wurde. In seinen ersten sexuellen Erfahrungen mit einer etwas älteren Mitschülerin, die rasch wieder das Interesse an ihm verloren hatte, fühlte er sich letztlich ausgebeutet. Später hatte er eine mehrere Jahre dauernde ambivalente Beziehung zu einer fünf Jahre jüngeren Frau, der er sich zunächst deutlich überlegen fühlte und die ihn wegen ihrer geringen Bereitschaft zur Kohabitation immer wieder verärgerte. Als sie sich schließlich für einen anderen Mann entschied, reagierte er mit rasender Eifersucht, bettelte um Liebe und schämte sich gleichzeitig sehr dafür.

Erst einige Jahre später sprach ihn im öffentlichen Bus zu später Stunde seine zukünftige Frau an und fragte ihn, ob er sie nicht nach Hause begleiten möchte. Sie habe ihn schon länger auf dieser Strecke beobachtet und gleich Vertrauen zu ihm empfunden. Anfangs ließ die zwölf Jahre jüngere Frau ihn Autorität sein, zunehmend überließ er ihr aber die Entscheidungen in den meisten Lebensfragen, geriet so wieder ins »Hintertreffen« und fühlte sich schließlich nicht nur von ihr, sondern auch von seinen beiden Töchtern – die ältere kam gerade in die Pubertät und war sehr aufmüpfig – dominiert. Als er auch in der Schule, in der er unterrichtete, zunehmend in den Klassen Schwierigkeiten bekam, sich disziplinär durchzusetzen, stellte er sich »antiautoritär« mit den Schülern auf eine Stufe, anstatt zu versuchen, die Autorität zurückzugewinnen. Er ließ den Kindern alles durchgehen und begehrte, mit ihnen mitspielen zu dürfen.

In dieser Phase kam es zu den Übergriffen, die ein Umsetzen lang gehegter Wünsche und Fantasien darstellten. Längere Zeit hatte er damals schon den Geschlechtsverkehr mit seiner Frau eingestellt und sich halb schmollend, halb ängstlich zurückgezogen. Seine Hauptbefriedigung bestand im einsamen Masturbieren, wobei er von pubertierenden Mädchen träumte.

In einer etwa vierjährigen Psychoanalyse gelang es mit dem Patienten, den Abwehrcharakter des paraphilen Symptoms herauszuarbeiten und seine größtenteils unbewusste ambivalente Identifikation mit dem von der Mutter entwerteten Vater. Die ersten Therapiestunden waren davon geprägt, dass der Patient am Ende jeder Stunde beim Aufstehen von der Couch den Blick zu mir richtete und eine anscheinend belanglose Frage stellte, um aus meinem Gesicht ablesen zu können, ob ich ihm denn noch gewogen sei.

Nachdem der Patient im psychoanalytischen Setting sein defensives Unterwerfen unter alle Autoritäten aufgeben konnte, begann er, sich auch den Autoritätskonflikten mit seinen pubertierenden Töchtern zu stellen und seiner Frau ein lebendigeres Gegenüber zu bieten. Das pädophile Symptom löste sich auf, er bekam mit seiner Frau noch eine dritte Tochter und wurde zum ersten Mal ein fürsorglicher Vater. Der Erfolg der Behandlung wurde in jährlichem Abstand bei Katamnese-Interviews bestätigt.

Als Kontrast zu diesem Fall einer heterosexuellen, nicht ausschließlichen Pädophilie folgt nun die Darstellung einer homosexuellen und ausschließlichen Pädophilie.

Der Werkzeugmacher

Das Problem des 47-jährigen alleinstehenden Werkzeugmachers schien zunächst nur darin zu bestehen, dass die Justiz die Liebe zu pubertierenden Jungen sanktionierte. Sein Leben funktionierte reibungslos. Unruhe erfuhr es nur durch einen zwölfjährigen Strichjungen, der den Patienten durch seine erstaunliche Freiheit von Hemmungen in seinen Bann zog. Dessen laszive Ausgelassenheit auch anderen Männern gegenüber machte ihn zum ersten Mal im Leben sehr eifersüchtig. Als er sich rächte und seinerseits immer mehr und immer unvorsichtiger Strichjungen in seine Wohnung lockte, fiel er der Polizei auf und wurde verhaftet. Das Gefühl der Abhängigkeit von einem als ideal empfundenen jugendlichen Körper erlebte der Patient als selbstgefährdend, er wollte dies loswerden und sich nie wieder verlieben.

Der Patient war in jungen Jahren von den Eltern weggegeben worden und in einem Kinderheim mit (nie geliebten) Ersatzmüttern und etwa zwanzig »Geschwistern« aufgewachsen. In der Schulzeit hatte er aus der Ferne ein blondes Mädchen »aus gutem Haus«, mit dem er nie sprach, beobachten können, sie sei das einzige »positive Frauenbild« in seiner Fantasie. Sexuelle Spielereien gab es nur mit gleichaltrigen Jungen. Von Mädchen fühlte er sich wegen seines kleinen Gliedes verlacht und verachtet. Seine männlichen Vorbilder waren der distanzierte Heimleiter und der nie gekannte Vater.

Eine von Männern ausgehende Kastrationsdrohung war weder direkt noch indirekt in der Therapie dieses Patienten zu beobachten, nur Hass auf Männer, die mit ihrer primitiven »Schwanz-Loch-Sexualität« kein Verständnis für seine feinsinnigen Interessen an »Zartheit« hätten. Auch der spätere Kontakt zu mir als Therapeut blieb immer distanziert, der Patient meinte, ich unterscheide mich wohl kaum von den anderen »primitiven« Männern.

Als während der Therapie eine Soziologiestudentin, die die Erinnerungen an seine frühe Kinderliebe weckte, ihn zu besuchen und zu umwerben begann und in die »Liebe einführte«, fasste er wieder Vertrauen. Mit dieser jungen Frau, die aufgrund eines alkoholkranken Vaters selbst genug Gründe für eine negative Einstellung und für Hass gegenüber offener Maskulinität hatte, konnte er eine gemeinsame Abwehr gegen jede Art von

»Erwachsenensexualität« entwickeln. Ihre körperlichen Zärtlichkeiten blieben spielerisch-kindlich. Beide gestatteten sich bald homosexuelle Nebenbeziehungen – ihre eigene Beziehung zueinander wurde platonisch freundschaftlich.

Durch eine korrigierende Bearbeitung der manchmal fast paranoiden Einstellungen des Patienten mir gegenüber, der ich ihn vermeintlich zur Heterosexualität zwingen wolle, und durch die intimen körperlichen Vertrautheiten mit seiner Freundin wurde dem Patienten die fehlende affektive Gegenseitigkeit in seinen Kontakten zu Kindern klar. Außerdem wurde ihm seine bleibende Einsamkeit bewusst, die sich aus der Differenz zwischen erwachsener und kindlicher Erregung ergab. Er konnte auf die Verwirklichung seiner pädophilen Fantasien verzichten und in Beziehungen zu (deutlich jüngeren) Männern annäherungsweise Befriedigung finden. Dominanz und Bewunderung blieben dabei führende Themen, ebenso das Vermeiden von wirklicher Abhängigkeit, die er als masochistische Unterwerfung würde erleben müssen. Nach dreijähriger wöchentlicher Sitzungsfrequenz wurde ein monatlicher Kontakt für unbestimmte Zeit vereinbart. Der Patient blieb bis fünf Jahre nach der Entlassung aus der Unterbringung in der Sozialtherapie straffrei.

Die narzisstische Persönlichkeitsstruktur dieses Patienten ist eine stabile und angepasste Form einer Borderline-Struktur, die besonders im erotischen Bereich ohne Spaltung nicht auskommt: Auf der einen Seite steht die abstoßende Erwachsenenwelt mit ihrer rohen, schmutzigen, animalischen »Schwanz-Loch-Sexualität«. Frauen sind hier genauso animalisch, verschlingend und gierig wie Männer ausbeutend und gewalttätig. Auf der anderen Seite stehen Kinder und er selbst. Sie bleiben fein, zart, rücksichtsvoll, verspielt, zu nichts verpflichtet, nie ernst. Verletzungen geschehen höchstens unschuldig ohne Absicht.

Die Therapie konnte die Spaltung aufheben, indem sie den Patienten dazu befähigte, jetzt seine eigenen aggressiven und bemächtigenden Wünsche Kindern gegenüber und die kindlichen Anteile seiner Freundin zu sehen, um die er sich nun kümmern konnte. Die sexuelle Orientierung verschob sich nur leicht, indem er Kinder nun nur mehr in der Fantasie, aber nicht in der Realität als ideale Partner erlebte und junge Männer ein möglicher Kompromiss wurden.

Die beiden unterschiedlichen Fallgeschichten sollen deutlich machen, wie unterschiedlich stark die *Fetischisierung des kindlichen Körpers* bei der Pädophilie sein kann und wie sehr das die Beziehungsfähigkeit zu erwachsenen Personen beeinflusst. Im zweiten Fall ist die Sexualität viel mehr als im ersten pädosexuell geprägt, sodass dort viel eher von einer »wahren Pädophilie« gesprochen werden könnte. Trotzdem hat auch im zweiten Fall der Patient erheblichen »Spielraum« in der Gestaltung seiner sexuellen Beziehungen – keineswegs ist er so ausschließlich von bestimmten Merkmalen sexueller Stimuli abhängig, dass ohne sie sexuelle Erregung nicht stattfinden könnte.

In beiden Fällen ist der *sadomasochistische Charakter* der Beziehungsbedürfnisse sowohl in den pädosexuellen als auch in den Beziehungen zu Erwachsenen sowie in der therapeutischen Beziehung zu sehen und muss dort bearbeitet werden. Die *Partialtrieb-Lust*, die in der Pädophilie zum Tragen kommt, ist von starker Oralität geprägt, hat viel mit Hauterotik und mit der Erotik der sanften Berührung zu tun. Die Hände sind oft so stark affektiv besetzt, dass sie wie ein Geschlechtsorgan erlebt werden.

Exhibitionismus

Das überraschende Entblößen der Sexualorgane vor dem anderen Geschlecht, das meistens, aber nicht immer mit Erektion einhergeht, hat in seinem Ablauf oft etwas Schablonenhaftes, Unpersönliches. Es erinnert an bestimmte Instinktmuster, die wir aus der Primatenforschung kennen. Jane Goodall (1990) berichtet von Schimpansenmännchen, die das durch den Östrus gerötete und geschwollene Gesäß einer Artgenossin erregt und zum Präsentieren ihres Genitales anregt, was wiederum Schimpansenweibchen im Gegensatz zu Menschenfrauen dazu veranlasst, sich den Männchen zum Kohabitieren zur Verfügung zu stellen. Auch manche gestischen Details der exhibitionistischen Handlung, wie das Auf-sich-aufmerksam-Machen durch bestimmte Laute oder eine ausfahrende Handbewegung gehören dazu, ebenso wie ein starrer, manchmal sogar bohrender Blick.

Wenn man Exhibitionisten nach der Gefühlsqualität fragt, die sie im Augenblick der Exhibition erleben, dann sind sie zwar in der Lage, die erregende Grenzüberschreitung und ein befreiendes Gefühl von Männlichkeit zu beschreiben, aggressive Gefühle der überraschten Frau oder den Kindern gegenüber, vor denen manchmal auch exhibiert wird, stellen sie meist in Abrede und können sie selbst dann nicht sehen, wenn sie sich etwa auf dem Friedhof vor Frauen, die gerade mit Gräbern und eigener Trauer beschäftigt waren, exhibiert haben. Oft haben die Betroffenen sogar die Illusion, das Schönste wäre, die Frau würde auf sie zukommen und sie zu geschlechtlichen Aktivitäten auffordern. In den extrem seltenen Fällen, in denen eine Frau, aus welchen Gründen immer, ein solches Angebot gemacht hat, führte das so gut wie immer zur erschreckten Flucht des Exhibitionisten – im deutlichen Unterschied zu Primaten. Bei der Exhibition scheint es besonders klar, dass es sich um einen der »Partialantriebe« (von Freud so genannt) handelt, aus denen sich Paarungsgesten zusammensetzen und die kleine Kinder in einer bestimmten Entwicklungsphase oft vor den Augen aller ausprobieren.

Die Autoren Heinz Henseler und Peter Wegener (1993) berichten in ihrem Buch von der psychoanalytischen Behandlung eines Musikers mit der chronischen Tendenz, sich zu exhibieren. Die Behandlung erfolgte unter gerichtlicher Weisung. Der Patient hatte auf einer Parkbank sitzend gewartet, bis Frauen vorbeikamen, vor denen er sich entblößte. Das bekam im Laufe der Jahre zwanghaften Charakter. Entstanden war es im Erwachsenenalter schleichend, zunächst als Impuls im Zusammenhang mit Nacktbaden, später als Masturbation im Park. Da der vollständige Verlauf der Psychoanalyse eines solchen Falles selten beschrieben wird, soll dieser Bericht einer erfolgreichen Therapie zusammenfassend dargestellt werden, um Typisches an der Symptomatik zu verdeutlichen.

Der Exhibitionist vor der Kamera

Der Patient war Mitte dreißig, als er zu einer Psychoanalytikerin kam, der er allerdings im Erstinterview nichts vom Exhibieren erzählte. Lebensgeschichtlich ist interessant, dass er drei ältere Schwestern hatte und eine zwar fürsorgliche, aber auch strenge und harte Mutter. Sie schlug ihre Kinder und war extrem um Sauberkeit bemüht.

Als der Patient ein halbes Jahr alt war, erkrankte die Mutter an Kinderlähmung und war wohl in dieser für seine Entwicklung wichtigen Zeit selbst sehr behindert. Der Vater, zu dem er ein emotional-herzliches Verhältnis hatte, der ihm aber als männliches Vorbild kaum zur Verfügung stand, wurde von der Mutter ständig kritisiert, sie klagte über ihre schlechte Beziehung zu ihm und zeigte deutlich, dass sie sexuell unbefriedigt sei. Der Vater soll sie sogar zur Kur geschickt haben, damit sie dort andere Männer kennenlerne. Die Trennung der Eltern stand ständig zur Diskussion, ohne dass es je dazu kam. Den Beruf des Musikers habe er leicht erlernt, seine Position im Orchester konnte ihn allerdings nicht zufrieden stellen, weil er nicht »die erste Geige« spielte. Die Beziehungen zu Frauen seien »fast wie eine Jagd« gewesen, er hatte sich bis zur Therapie trotz einiger mittelfristiger Beziehungen nie wirklich gebunden gefühlt.

In der Analyse kämpfte der Patient ständig mit Stimmungsschwankungen, dem Gefühl von Nutzlosigkeit und somatischen Krankheitssymptomen. Das Exhibieren nahm anfangs sogar noch zu. Es sei ihm dabei nicht um das Erschrecken gegangen, sondern darum, interessierte animierte Blicke hervorzurufen. In der erste Phase der Analyse spürte die Analytikerin den Anspruch des Patienten, ihm ein beruhigendes, positives Spiegelbild abzugeben, in dem er sich sonnen könnte, obwohl er sie gleichzeitig leicht schockieren konnte durch Vergewaltigungsfantasien oder erotische Träume, in denen sie ihn genital berührte. Durch Inanspruchnahme auch anderer Therapien versuchte der Patient, sie gleichzeitig zu neutralisieren. Erst im dritten Analysejahr begann er seine negativen Erfahrungen mit der Mutter auf die Analytikerin zu projizieren und die Arbeit an der negativen Übertragung begann immer breiteren Raum einzunehmen.

Zunehmend erlebte sich der Patient von der Analytikerin mit einem aggressiven Blick verfolgt. Erst jetzt begann er den aggressiven Gehalt seines Symptoms zu begreifen und wie sehr es »Rache« für das Angesehenwerden von der Mutter war. In dieser Phase kaufte sich der Patient eine Videokamera, mit der er sich nicht nur beim Musizieren, sondern auch in verschiedenen Sex-Posen filmte. Die Analytikerin interpretierte das als Übergangsobjekt (mit Eigenschaften eines Fetischs), da auch die Mutter etwas Maschinenhaftes in ihren Bewegungen gehabt haben soll. Der Patient prägte den Satz, die Kamera faszinierte ihn am meisten, wenn er ihr Innenleben zu spüren begann (etwa durch das Geräusch des Zoomens): Zunehmend entwickelt er ein Bewusstsein für das »Innenleben« seiner Bezugspersonen und auch für das Innenleben der Analytikerin und seiner Mutter. Gleichzeitig besserte sich sein Zustand.

Als er vom Blick einer Frau, mit der er in nähere Beziehung trat, sagen konnte, »da kommt Liebe raus«, schien eine Wende in der Behandlung vollzogen. Der Patient verliebte sich, heiratet später und zeigte auch in einem katamnestischen Nachgespräch Stabilität.

Aus der Fallgeschichte wird deutlich, wie schwierig es ist, dem Patienten das aggressive Element im Symptom der Exhibition bewusst zu machen. Das *sadomasochistische Beziehungsmuster* deutet sich im Symptom nur an. Es in der Übertragung anzusprechen führt zu einer schwierigen und langwierigen Bearbeitung negativer Übertragung. Wenn diese aber erfolgreich ist, eröffnen sich dem Patienten neue Beziehungsmöglichkeiten.

Da die »Kontaktschranke« zwischen bewusstem Handeln und unbewusster Bedeutung dieses Handelns bei Perversionen besonders hartnäckig sein kann, bedarf es oft großer Ausdauer vonseiten der Therapeuten, bis Patienten Zugang zu den mit der sexuellen Erregung verbundenen Affekten und unbewussten Objektvorstellungen finden. Mit dem Scheitern eines solchen Prozesses muss gerechnet werden, alternative Therapieangebote wären dann zu überlegen. Das sonst bei Perversionen so wichtige Element der Fetischisierung kommt in der Falldarstellung nur wenig zum Tragen, es spielt sublimiert in der Liebe zum Instrument und besonders in der Videokamera als schützende »Maschine« zwischen Subjekt und Objekt eine Rolle.

Pornografiekonsum

Wenn man von den Zahlen jener Menschen ausgeht, die im Internet nach pornografischen Bildern und Filmen Ausschau halten, dann ist das allgemeine Interesse vor allem von Männern an Pornografie so groß, dass man es mit dem vergleichen könnte, was Freud 1912 als eine der »allgemeinsten Erniedrigungen des Liebeslebens« bezeichnete. Es handelt sich dann nicht um eine

Perversion im eigentlichen Sinn, sondern um eine Art Ventil, das manchmal benötigt wird, weil unserem Liebesleben eine »Zielhemmung« auferlegt ist. Wir wollen nicht alle unsere sexuellen Bestrebungen unseren Liebespartnerinnen und -partnern zumuten, etwa weil sie zu aggressiv-entwertend, unappetitlich oder technisch schwierig durchzuführen sind, aber doch wenigstens in der Fantasie einen Weg zur Verwirklichung finden (vgl. Berner & Koch 2009).

Der süchtige Pornograf

Herr G., ein vierzigjähriger verheirateter IT-Spezialist, wurde nach 16 Dienstjahren von seiner Firma entlassen, weil er sich während der Arbeitszeit auf Webseiten aufhielt, die unterschiedliche Formen (Bilder und Filme) von Pornografie anboten. Die Firmenleitung fühlte sich doppelt betrogen, der Arbeitnehmer habe ihr Geld und ihre Zeit verschwendet und obendrein den Ruf der Firma geschädigt.

Der Patient suchte Hilfe, weil er sich geradezu abhängig vom Konsum aller möglichen Arten sexueller Darstellungen fühlte. Fast »jede freie Minute« musste er sich einloggen, um durch das Betrachten von Bildern oder kurzen Filmen, die ihn erregten, Spannung abzubauen. Dadurch fühlte er sich in einer positiven Weise erregt und stimuliert, masturbierte aber nur »gelegentlich«. Sein Konsum schwankte zwischen drei und zehn Stunden täglich. Er behauptete, die Attraktivität der Bilder sei vielfältig, er suche »eher Abwechslung als immer dasselbe«. Dabei ging es aber regelmäßig um die Jugendlichkeit der Frauen, um zwar unterschiedliche Körperformen, aber eher um zarte Frauen, um schöne Haut, um einladende Gestik und Mimik. Der Therapeutin gelang es nicht, irgendeine spezifische Konstellation oder Szene in den so begehrten Bildern herauszuarbeiten.

Die Lebensgeschichte von Herrn G. war durch ein relativ starkes Vermeiden von Beziehungen gekennzeichnet: Seine Mutter hatte vor seiner Geburt eine Lungentuberkulose durchgemacht. Das hatte sie möglicherweise den Kontakt zum Säugling übervorsichtig gestalten lassen, der Patient erinnerte allerdings nichts Auffälliges im Kontakt zu ihr. Als er 18 Monate alt war, wurde ein

Bruder geboren, mit dem er Mutters Zuwendung teilen und den er später als emotional aufgeschlossener und beruflich erfolgreicher erleben sollte. Sein vermeidender Bindungs- und Beziehungsstil wurde klinisch durch das massive Vermeiden von Beziehungen in der Schule deutlich (er hatte praktisch keine Freunde): Außerdem brach er eine Ausbildung als Physiotherapeut (die er auf Wunsch der Eltern begonnen hatte) ab, um IT-Spezialist zu werden. Dabei kam ihm entgegen, weniger mit Menschen konfrontiert zu sein. Mit 14 Jahren hatte er zu masturbieren begonnen und sich dann relativ häufig selbst befriedigt (täglich oder jeden zweiten Tag).

Er hatte keine näheren Kontakte zu Mädchen, bis er mit 21 Jahren seine spätere Frau kennenlernte, die sechs Jahre jünger, aber nicht unerfahren war. Die Initiative ging von ihr aus, was er sehr genoss. Später begann seine Frau allerdings darunter zu leiden, dass er ihr immer die Initiative überließ und sie sein Begehren so kaum spüren konnte. Er unterstützte sie aber viele Jahre – zunächst in ihrem etwas ungewöhnlichen Berufswunsch, Tischlerin zu werden, dann auch in ihrer Ausbildung als Möbelrestauratorin. Erst nach 16 Jahren bekamen sie zunächst eine Tochter (zum Zeitpunkt der Therapie dreieinhalb Jahre alt), dann einen Sohn (eineinhalb Jahre alt).

Seine Frau war häufig launisch, hatte manchmal Depressionen und nahm dann Medikamente ein, was er mit einem gewissen Phlegma tolerierte, allerdings wich er ihren Gefühlsattacken aus, zog sich zurück und masturbierte, zunehmend unter Benutzung von Stimulusmaterial aus dem Internet. Dass sein einsames Masturbieren den Charakter einer Sucht angenommen hatte, wurde in der ersten Phase der Psychotherapie noch einmal deutlich: Herr G. hatte sich schon aufgrund der ihm drohenden Strafe durch das Gericht entschlossen, mit dem Pornokonsum aufzuhören. Als er aber versuchte, für seine Frau im Internet Material für ihre Arbeit zu recherchieren, verbrachte er wieder viele Stunden auf besagten Seiten, ohne sich davon trennen zu können. Selbst nachdem er eine hohe Geldstrafe für das Konsumieren von Kinderpornografie erhalten und er endlich wieder eine Beschäftigung gefunden hatte, begann er am Arbeitsplatz in Spannungssituationen erneut, Pornografie zu konsumieren.

Von der Therapeutin zum selbstschädigenden Charakter dieses Konsums befragt, rechtfertigte er sich mit der schwachen Begründung, er hätte ja nur »erlaubte« und keine »verbotenen« Seiten aufgesucht, vor sich selbst verleugnend, dass ihn auch dieser Konsum auf Kosten des Arbeitgebers die Stelle kosten könnte. Die spezifische Beziehungsstörung des Patienten wurde auch im Kontakt zur Therapeutin deutlich. Herr G. sah keinerlei Problem darin, aus relativ nichtigen Gründen Therapiestunden ausfallen zu lassen, zum Beispiel weil das Wetter sehr schlecht war und weil die Verkehrslage eine längere Anfahrt erzwingen würde. Der Frage der Therapeutin, ob ihm der regelmäßige Kontakt, der ihn immerhin einige Zeit stabilisieren konnte, nicht fehle, begegnete er mit Verständnislosigkeit. Immer wieder fragte er nach »Rezepten« (Medikation etc.), wie er seine »Sucht« vermeiden könne, nachdem er bemerkt hatte, dass eine Verbindung zwischen dem Ausweichen vor den Forderungen seiner Frau und seinem »entlastenden« Pornokonsum bestand.

Herr G. konnte zwar einigermaßen nachvollziehen, dass ihn der Pornokonsum vor der Empfindung von Unterlegenheit schützte, angesichts der heftigen Affekte seiner Frau oder auch gegenüber seiner Mutter, die ihn einmal mit einem Pornoheft im Bett entdeckt und dann sehr beschämt hatte, aber dieses Verständnis schützte ihn nicht vor der Wiederholung. Zu unmittelbar belohnend empfand er den sexuellen Stimulus und meinte, wenn dieser für ihn nicht so leicht verfügbar gewesen wäre, hätte die massive Abhängigkeit nicht entstehen können. Bei dieser Dynamik ständiger sexueller Reizsuche, bei der die Verführung durch den Stimulus ähnlich stark sein dürfte wie bei stoffgebundenen Süchten oder bei der Spielleidenschaft, ist auch ein ähnliches therapeutisches Vorgehen angezeigt.

Dieser Fall ist ein Beispiel für den fließenden Übergang von dem, was Richard von Krafft-Ebing eine »Perversität« genannt hätte (einer zunächst nur aus Neugierde oder Übermut entstandenen sexuellen Betätigung), einer chronischen Gewohnheit bzw. »Obsession« und einer voll ausgestalteten »Perversion«, bei der im Sinne des »pars pro toto« das Erleben von Lust auf eine ganz umschriebene Weise eingeschränkt ist und ein Leben lang bestehen bleibt. Die Übergänge sind aber in mehr als einer Hinsicht vielfältig, so konnte zum Beispiel bis heute nicht eindeutig geklärt werden, ob es sich beim Konsum von Kinderpornografie wie beim sonstigen Interesse an pornografischen Darstellungen um eine passiv-voyeuristischen Betätigung ohne längerfristige Folgen handelt (Briken et al. 2007) oder einen Anhaltspunkt für weitere intensivere Missbrauchshandlungen der Konsumenten. Jos Buschmann und Kollegen (2010) wollen bei Kinderpornografie-Konsumenten deutlich mehr Eingeständnisse von Übergriffen auf Kinder exploriert haben, wenn sie ihnen nach Messung des Hautwiderstandes zeigen konnten, dass sie vorher nicht die Wahrheit gesagt hatten. Das würde andeuten, dass man bei ihnen mit Aktivitäten im Dunkelfeld rechnen muss.

Exkurs: Perversionen bei Frauen

Von Perversionen bei Frauen war bisher nicht die Rede. Das hat damit zu tun, dass Perversionen in der Form, wie sie bei Männern auftreten, bei Frauen äußerst selten sind. Viele Expertinnen und Experten haben sich schon den Kopf darüber zerbrochen, ob das wirklich so ist, und wenn ja, warum. Aus Platzgründen ist es hier leider nicht möglich, diese theoretisch und auch für das Verständnis der Perversion äußerst interessante Frage nachvollziehbar darzustellen.

Einige wichtige Hinweise seien an dieser Stelle aber gegeben:

Es gibt keine verlässlichen Statistiken über das Vorkommen von Perversionen bei Männern und Frauen, geschweige denn über unterschiedliche Intensitäten und Verlaufsformen. Prinzipiell dürften aber alle Erscheinungsformen, die bei Männern auftreten, in etwas abgewandelter Form auch bei Frauen anzutreffen sein, und zwar reicht das vom Fetischismus über Exhibition, Pädophilie und Sadomasochismus bis zu mit sexueller Lust verbundene Tötung.

Wenn die Kastrationsangst der stärkste Auslöser perverser Entwicklungen wäre, dann müssten ja Frauen weitgehend davon verschont bleiben. Allerdings haben manche Autoren verständlich machen können, dass Vorstellungen, durch den Sexualakt innerlich zerstört zu werden, den Kastrationsängsten der Männer ähnliche Erscheinungen produzieren können und dann Anlässe bieten für ähnliche Feindseligkeiten den primären Objekten gegenüber.

Stoller nimmt an, dass die Kastrationsangst des Mannes nur dann eine Entwicklung zur Perversion anstößt, wenn es zu massiven Problemen in der frühen Mutterbeziehung gekommen ist, die es dem Jungen schwer macht, sich von der »frühen Mutter« geschlechtlich zu »desidentifizieren«. Die Frau kann zwar viele dieser Probleme mit der frühen Mutter auch haben, allerdings ist der Entwicklungsschritt der Desidentifizierung von der Mutter, zumindest was das Thema des Geschlechts betrifft, ein wesentlich weniger einschneidender, weshalb die Mutterproblematik viel seltener in eine Sexualisierung der Abwehr mündet.

Allerdings haben mehrere Psychoanalytikerinnen (vgl. Becker 2002) darauf hingewiesen, dass die weibliche Sexualentwicklung eher dazu Anlass gebe, den ganzen Körper zum Sexualorgan zu machen, statt so wie der Mann das Genitale allein erotisch zu besetzen. Das führe dazu, dass auch der ganze Körper zum Fetisch werden könne, den die Frau dann »vorhielte« – mit dem sie eine »Pseudosexualität« betreibe, die weniger einer lustvollen Begegnung mit dem Objekt diene als vielmehr einem feindseligen Angriff auf dieses. So können erschreckende Manipulationen am eigenen Körper (Selbstverletzungen, Veränderungen durch Hungern etc.) oder aggressiv-verführerische Handlungen ganz im Dienste der Aggression stehen und so zu »Perversionsäquivalenten« werden – die dann auch im Stoller'schen Sinn eine Niederlage in der Kindheit zu einem Triumph im Erwachsenenalter werden lassen. Deshalb haben gerade Psychoanalytikerinnen (etwa Kaplan 1991) die Einführung eines anders definierten Perversionsbegriffes für Frauen gefordert.

Für die praktische Arbeit mit Frauen scheint es mir aber wichtig, darauf hinzuweisen, dass in den meisten Fällen, in denen klinisch ähnliche Erscheinungsformen von Perversionen wie bei Männern auftreten, diese doch etwas milder verlaufen und dann auch leichter in einer Übertragungsbeziehung behandelt werden können. Das gilt auch für den Fall der »Katzenmörderin« (siehe unten), die trotz allem leichter zu behandeln war als ähnliche Symptomkonstellationen bei Männern. Möglicherweise liegt dies auch daran, dass trotz aller Ambivalenz gegenüber der Mutter ein völliger Abzug der affektiven Besetzung von ihrem inneren Bild bei Frauen so gut wie nie eintritt.

Unterschiede in Intensität und Verlauf

Für alle Perversionen gilt, dass die Besonderheit des sexuellen Wunsches allein noch relativ wenig über die *Intensität* der erlebten sexuellen Vorliebe aussagt. Hat sie alle anderen sexuellen Tendenzen verdrängt oder tritt sie nur unter bestimmten Umständen auf? Handelt es sich um eine über Jahre gleich bleibende Vorliebe oder sogar um ein progredient verlaufendes Geschehen, das die Persönlichkeit immer mehr in Beschlag nimmt und die Person sozial und beruflich blockiert? In den beiden unterschiedlichen Falldarstellungen zur Pädophilie und zum Sadomasochismus haben sich die Intensitätsunterschiede schon gezeigt. Hier sollen sie noch etwas grundsätzlicher behandelt werden.

Folgt man der klassischen Strukturtheorie Freuds, dann könnte man postulieren, dass die Intensität einer perversen Struktur wohl nicht nur von der Ausprägung der Triebansprüche (des Es) abhängen wird, sondern auch von der Ich- und Über-Ich-Entwicklung. Von den modernen Autoren ist praktisch nur Janine Chasseguet-Smirgel diesem Gesichtspunkt gefolgt, sie beschäftigt sich ausführlich mit der Ich- und Über-Ich-Struktur von Perversionen und untersucht in vielen Facetten triebökonomisch die Bedeutung der analen Regression (Chasseguet-Smirgel 1984).

Folgt man weniger dieser strukturellen Systematik, sondern eher den in der Literatur vorherrschenden Intensitätskriterien, dann würde ich vereinfacht drei Elemente hervorheben, die immer wieder für die Ausprägung von Perversionen verantwortlich gemacht werden:

- die Rolle der *Aggression* (S. Payne und R. J. Stoller),
- die Rolle der *Internalisierung von Objektbeziehungen* (O. F. Kernberg),
- die Rolle *aktueller Lebensereignisse* für das Gleichgewicht des Ichs und die Fähigkeit, perverse Ansprüche unter Kontrolle zu halten (F. Morgenthaler).

Ein weiterer Gesichtspunkt, der sich mit der Intensität und vor allem mit der Kontrollierbarkeit sexueller und damit auch perverser Symptome beschäftigt, reflektiert den *suchtartigen, zwanghaften oder impulsiven Charakter* des Umgangs mit Bedürfnissen. Dieser Gesichtspunkt untersucht die Dynamik zwischen Ich und Triebbedürfnissen auf einer komplexeren Ebene.

Die Rolle des »Analen Universums«

In Janine Chasseguet-Smirgels Analyse wird der Sadismus bei de Sade zum Inbegriff des Perversen und gleichzeitig deutliches Zeichen für den Verlust menschlicher Bezogenheit durch Idealisierung des Analen und der damit verbundenen Charaktereigenschaften. Dieser Gesichtspunkt bezieht sich auf Freuds Strukturtheorie und differenziert ganz im Sinne der klassischen Libidotheorie die Schwere der Beeinträchtigung nach der Massivität der analen Regression.

Im Werk von de Sade ist der Zusammenhang von sadistischer Lust und Analerotik besonders deutlich zu sehen. Chasseguet-Smirgel verweist zum Beispiel auf de Sades Vorliebe für Anus und Rektum im Gegensatz zur Vagina und zitiert aus einem Dialog zwischen Eisenherz und Justine (zitiert nach Chasseguet-Smirgel 1989, S. 146):

> »Venus wird bei euch in mehr als einem Tempel gefeiert. Ich werde mich mit dem engsten zufrieden geben. Ihr wisst, meine Liebe, in der Nähe des Labyrinths von Cypris gibt es eine dunkle Höhle, in der sich die Liebesgötter verstecken, um uns mit größerer Energie zu verführen: Solcher Art wird der Altar sein, auf dem ich den Weihrauch verbrennen werde [...]. Er ist, mit einem Wort, die Zuflucht des Mysteriums. Muss ich euch noch mehr sagen, Justine? Wenn dieser Tempel der

> geheimste ist, so ist er auch gleichzeitig der köstlichste. Nur dort findet man das, was zum Glück nötig ist; und die weite Bequemlichkeit des benachbarten ist weit von der reizvollen Anziehungskraft eines Ortes entfernt, in den man nur mit Anstrengung eindringt und nur mit Mühe verweilt.«

Es ist aber nicht nur die Vorliebe für Analerotik, die in den ersten beiden Abschnitten der *120 Tage von Sodom* ausführlich beschrieben werden und dort die Vorstufe für die grausamsten »Desobjektalisierungen« (Green 1993) und Morde im letzten Abschnitt dieses Buches sind, es ist gleichzeitig das ganze Spektrum des sogenannten analen Charakters, wie ihn Freud im Zusammenhang mit der Zwangsneurose beschrieben hat, der den Teil prägt.

Der Text folgt strengen Regeln. In Form eines aus vier Teilen bestehenden Tagebuchs wird eine viermonatige Reise (von November bis Februar) durch das Reich der Lust beschrieben. Die Reise beginnt am 1. November, zu Allerheiligen, dem Vorabend des Totenfestes, und steht somit unter dem Zeichen des Todes. Jeder der vier Teile entspricht bestimmten Passionen, den einfachen, den doppelten, den verbrecherischen und den Passionen des Mordens. In dem achteckig konstruierten zentralen Raum des ebenfalls achteckigen Schlosses, das hermetisch von der Außenwelt abgeschlossen ist, haben die vier Libertins mit ihrem Gefolge Platz genommen und lassen die vier »Erzählerinnen« (spezialisierte Prostituierte) jeweils dreißig Tage hindurch je fünf Geschichten erzählen, auf die die Verwirklichung dieser Geschichten durch die Einwohner des Schlosses folgt. Es handelt sich dabei nach Chasseguet-Smirgel um eine Abstufung der Angriffe auf das Objekt, das am Ende des Berichts verstümmelt und schließlich zerstört wird.

Die Spannung regiert den Bericht. Mehrfach erkläre der Erzähler, er könne im Augenblick erst einen Teil der Tatsachen aufdecken, da ihn die *Ordnung des Stoffes* dazu zwinge. Chasseguet-Smirgel meint, dass es dabei nicht nur um die Ordnung, in welcher der Inhalt der Ereignisse berichtet wird, ginge, sondern wortwörtlich um die Ordnung der Materie. Jene Ordnung also, in welcher die Objekte der Lust in Exkremente – eine andere Bedeutung des Wortes »Materie« – verwandelt würden, indem sie langsam durch den Verdauungstrakt gleiten, bis sie fäkalisiert und ausgeschieden werden können. Die Fähigkeit zur Objektbeziehung, wie sie sich nach der analen Entwicklungsphase in der ödipalen differenziere, werde aufgegeben zugunsten eines Umgangs mit dem Objekt, wie man es am ehesten mit der Verdauung vergleichen könnte. Im Sinne der Homogenisierung aller Objektbeziehungen wäre es dann auch zu verstehen, dass die Bedeutung des Geschlechtsunterschiedes in der Perversion de Sades genauso geleugnet wird wie die Bedeutung der Generationenschranke. Inzest und Tötung der eigenen Kinder im Dienste der Lust ist bei de Sade genauso selbstverständlich wie Bisexualität und Vorliebe für Alter und Jugend.

Die Lust hat bei de Sade etwas absolut Einsames, wie schon Andrea Dworkin (1987) hervorhob. Sie ist gekennzeichnet durch einen rücksichtslosen Triumph des Subjekts über das Objekt seiner Begierde.

Janine Chasseguet-Smirgel wurde vorgeworfen, dass sie Perversionen schlechthin als »Teufelszeug« interpretiert habe (Pfäfflin 2010): Dieser Vorwurf übersieht, dass der funktional-psychodynamische Gesichtspunkt der Psychoanalyse immer Mechanismen aufzeigt, die in abgeschwächter Form in den meisten individuellen Lebensgeschichten gefunden werden können. Das gilt auch für die Analerotik und ihre Abwehrformen. Jedes sexuelle Erleben hat Anteile davon. Genau das macht aber ihre Übertreibung in der de Sade'schen Psychologie so erschreckend. Ihre kompromisslose Steigerung ins absolut Antihumane.

Die Rolle der Aggressivität

Sigmund Freud selbst begann, nachdem er 1920 die duale Triebtherorie (Libido und Destrudo) eingeführt hatte, in *Das Ich und das Es* (1923) und in *Das ökonomische Problem des Masochismus* (1924) die Rolle der Aggression für die Perversion zu untersuchen und führte dort das Konzept der *Triebmischung und -entmischung* ein. Danach stellt der Sadismus eine Form von Triebentmischung dar, indem es der Libido nicht mehr gelingt, die Aggression zu »binden«. Das haben später besonders die Kleinianer und allen voran Sylvia Payne (1939) betont, da ihrer Meinung nach bei einer Entwicklung zur Perversion starke, in der oralen Phase beobachtbare »Todeswünsche gegenüber den Eltern« vorlägen. Es handle sich um Introjektion von Angst, die meist durch das Verhalten der Eltern ausgelöst werde, manchmal aber auch durch andere Traumata wie frühe körperliche Krankheiten oder Einschränkungen der Motorik, die das natürliche Abführen von Aggression behinderten. So komme es zur partiellen Einschränkung von Ich-Leistungen und zu Fixierungen auf orale und anale Triebwünsche mit wesentlich stärkeren aggressiven Anteilen, als dies in der genitalen Phase der Fall sei. Der abgewehrte aggressive Wunsch, die Eltern mit Exkrementen zu vernichten, zu ertränken oder zu vergiften, werde auf diese projiziert, was sie extrem gefährlich erscheinen ließe und später die Kastrationsangst verstärke.

Auch andere, nicht der Kleinianischen Schule angehörende Autorinnen und Autoren haben reaktive Aggressivität, die aus frühen Trennungsängsten stamme, für die Perversion zumindest teilweise verantwortlich gemacht. Schließlich stehen in Robert J. Stollers (1975) Perspektive die mit der Perversion verbundenen aggressiven Gefühle ganz im Vordergrund (die Perversion als erotisierte Form von Hass), was nahelegt, dass die Intensität der Perversion von der Intensität des zu bindenden Hasses abhängt. Franco De Masi (1999) fügt der Stoller'schen Metapher von der Perversion noch eine Steigerungsstufe hinzu, wenn er vom »eigentlichen strukturellen Sadismus« spricht, der bei Patienten gefunden werde, die *nicht* Stollers berühmter Umkehrmetapher entsprechen.

Ich habe diese Perspektive bei der Darstellung des Sadismus schon ausführlich diskutiert und problematisiert. Sie ist mit Freuds Konzept der extremen Triebentmischung (Reduktion der Beziehung auf Destruktion ohne Libido) vergleichbar. Allerdings werden solche ausschließlich aggressiven Prozesse klinisch kaum je beobachtet.

Die Rolle der inneren Objekte und der Objektbeziehung

Wenn die zentrale Erkenntnisquelle der Psychoanalyse das in der Übertragungsbeziehung Wiederbelebte ist und wenn wir »therapeutische« Veränderung primär an der Veränderung der Qualität der Übertragungsbeziehung ablesen, dann muss unser

Interesse besonders auf jene frühen Beziehungen konzentriert sein, die sich in der Übertragung wiederholen. Die Mitteilungen darüber sind auch im psychoanalytischen Diskurs besser vermittelbar als die dahinterstehende Metapsychologie der Triebe (sowohl der Libido als auch der Aggression).

Die Frage, wie viel der in der Übertragung erlebten Aggression des Patienten konstitutionell vorgegeben ist, lässt sich kaum beantworten, der traumatische Charakter mancher frühen Beziehungen hingegen und die durch sie ausgelösten Affekte (etwa Wut und Feindseligkeit) lassen sich jedoch nachvollziehbar darstellen. Deshalb scheinen sich die Objektbeziehungstheorien innerhalb der Psychoanalyse am besten durchzusetzen.

Ich habe schon in der Geschichte des psychoanalytischen Perversionsbegriffs fast ausschließlich Autoren erwähnt, die Freuds zentraler Metapher der Kastrationsangst bei Perversion wichtige Merkmale der frühen Mutterbeziehung hinzugefügt haben. Auch wenn Franco De Masi für die schwersten Formen von strukturellem Sadismus einen *Mangel* an frühen Beziehungen postuliert und meint, dass dabei das begehrte Objekt ausschließlich Fantasieprodukt bleibe, sodass statt von fantasierter Dyade von einer *Monade* gesprochen werden müsse, so scheint diese Darstellung zumindest stark übertrieben. Die Verhältnisse, die wir vorfinden, können äußerst unterschiedlich sein, je nach dem Charakter der »inneren Objekte« und ihrem weiteren Schicksal. Wie viel blieb von ihnen als unverdauliches Introjekt liegen, wie viel konnte – innerlich verarbeitet – in Identifizierung aufgehen?

Robert C. Bak (1953) hat in seinen Fallbeispielen die Bedeutung der *Intensität der Trennungsangst* als wesentliches Merkmal für die Fetischbildung hervorgehoben. Er interpretierte, dass der Fetischist gleichzeitig mit der phallischen und der nicht phallischen Mutter identifiziert sei. Ihr nicht mehr ähnlich zu sein, versetzte ihn in tiefste Einsamkeit, deshalb bedrohe ihn die Penislosigkeit der Mutter als *Symbol der Getrenntheit* von ihr. Die Kastration werde als Möglichkeit in Erwägung gezogen, um ihr so wieder nahe sein zu können. Diese Formulierungen scheinen Robert J. Stollers Ausführungen (1975) vorwegzunehmen, für den die *Desidentifizierung von der Mutter* die Entwicklungsaufgabe des Jungen wäre, die er im Falle der perversen Entwicklung nur teilweise bewältigt habe.

Otto F. Kernbergs große integrative Fähigkeiten zeigten sich in seinem Bemühen, die Konzepte der Schüler Melanie Kleins mit denen der Ich-Psychologie in einer eigenständigen Objektbeziehungstheorie zu verbinden. Das hatte auch Auswirkungen auf seine Sicht der Perversion: Der von Freud (1940) für die Entstehung eines Fetischismus verantwortlich gemachte Spaltungsmechanismus (siehe oben) wurde von Melanie Klein in einem viel früheren Entwicklungsstadium des Kindes gesehen und daher etwas anders konzipiert.

Nach ihr ermöglicht die Spaltung schon dem sehr kleinen Kind, positive und negative Affekterfahrungen getrennt zu halten. Das heißt: Vermittelt die Mutter Milch und andere positive Erfahrungen, dann ist sie gut – entzieht sie sich, ist sie für Hunger und Frustration verantwortlich und böse. In Entwicklungsstadien des Kindes, in denen es schon eine differenziertere Sicht der Welt haben könne, neige dann das Kind dazu, entweder die gute oder die böse Seite abzuspalten (nicht wahrzunehmen), um die Mutter entweder ungehemmt hassen oder lieben zu können. Die Spaltung erlaubt es, weiter starke Affekte zu erleben, ohne ihre Unangemessenheit an der Erkenntnis der Realität scheitern zu lassen.

Kernberg hat in einem auch mit neurophysiologischen Erkenntnissen und mit Ergebnissen der empirischen Psychologie verträglichen Konzept den Spaltungsmechanismus zur Grundlage einer Pathologie der Persönlichkeitsstruktur gemacht. Je unreifer die Persönlichkeit, desto mehr steht sie unter dem Einfluss unintegrierbarer aggressiver Bedürfnisse und desto mehr ist sie von der Benutzung der Spaltung in gute und schlechte Objekte abhängig, die auch noch projektive Anteile der entsprechenden Selbstrepräsentanten enthalten.

So ergibt sich eine Dreiteilung der Persönlichkeitsstrukturen: Die im Wesentlichen *neurotisch strukturierte Persönlichkeit* benutzt hauptsächlich die Abwehr der Verdrängung (von Triebbedürfnissen), um den Ansprüchen der äußeren Realität gerecht zu werden. Die *Borderline-Persönlichkeit* hingegen bedient sich der Spaltung und erlebt dann die Objekte in der äußeren Realität als »nur gut« (dann sind sie zu idealisieren und ist ihre Nähe zu suchen) oder »nur böse« (dann können und müssen sie sogar massiv bekämpft werden bzw. dann ist die Verfolgung durch sie zu fürchten): Die (nach rein psychoanalytischer, *nicht* psychiatrischer Terminologie) *psychotische Struktur* zeigt ein noch stärkeres Maß an Spaltung, die dann »Fragmentierung« genannt wird und mit einem streckenweise völligen Verlust der Realitätskontrolle einhergeht.

Otto F. Kernberg hat an mehreren Stellen den Zusammenhang von Persönlichkeitsstruktur und Struktur der Perversion untersucht und den Persönlichkeitsstrukturen entsprechende Strukturen der Perversion zugeordnet (vgl. Kernberg 1992, S. 268): Die Struktur wird je nach der Intensität der Spaltung in fünf Schweregrade eingeteilt, die hier als Ebenen bezeichnet werden. Ich selbst habe anhand der Literatur von Gerald I. Fogel und Wayne A. Myers (1991) diese Einteilung um einen weiteren Schweregrad erweitert und wie folgt dargestellt (vgl. Berner 2001, S. 321): Neben einer *normal-neurotischen Ebene,* auf der perverse Anteile zumindest gelegentlich integraler Bestandteil des Liebesspiels sind, gibt es dann fünf weitere Ebenen mit mehr oder weniger intensivem Störungscharakter:

- Die *neurotisch-perverse Ebene*: Eine organisierte, umschriebene perverse Symptombildung ersetzt wichtige Teile sexueller Begegnung – wie es in Freuds Fetischismusbeispielen beschrieben wird (Freud 1927, 1940): Der Rest der Persönlichkeit hat eine neurotische Struktur mit Verdrängung als zentralem Abwehrmechanismus.
- Die *Borderline-perverse Ebene*: Eine konstante, relativ umschriebene Perversion ist eines der Spaltprodukte der Borderline-Persönlichkeitsorganisation.
- Die *Borderline-paraphile Ebene* (von mir ergänzte Ebene): Eine Borderline-Persönlichkeitsorganisation produziert eine Fülle unterschiedlicher, wechselnder »Perversitäten« mit eingeschränkter Fähigkeit, Partnerinteressen zu berücksichtigen.
- Die *malign-narzisstische Ebene*: Schwere sadomasochistische Symptombildungen entstehen im Zusammenhang mit der Struktur des »malignen Narzissmus«, bei dem Sadismus und paranoide Einstellungen ich-synton sind.
- Eine *asexuelle Ebene*: Hier zeigen sich völlig fehlende sexuelle Antriebe bzw. polymorph-perverse Fantasiebildungen bei einer Borderline-Persönlichkeit, die beherrscht ist von Vorstellungen tiefer Verletztheit und unaufhörlicher Rache.

> Nach Kernberg ist hier eine erotische Stimulierung durch liebevolle Pflege des Säuglings durch die Mutter völlig ausgeblieben; das habe auch letzten Endes die Möglichkeit der »Besänftigung« aggressiver Antriebe durch Legierung mit erotischen Antrieben verhindert.

Die in dieser Einteilung vorgenommene Differenzierung zwischen perversen und paraphilen Symptomen bezieht sich darauf, dass die unterschiedliche Terminologie in der Psychiatrie und der Psychoanalyse nahelegt, dass beide Begriffe auch aus psychodynamischer Sicht nicht das Gleiche bedeuten können. Der psychoanalytische Begriff der Perversion schließt auch Erlebnisformen mit ein, bei denen Interessen des Liebesobjekts durchaus wahrgenommen und berücksichtigt werden können und die Fantasien nur zu einem geringen Teil ausagiert werden, sodass der Schaden für das Objekt begrenzt bleibt. Deshalb werden viele »Perversionen« aus der psychiatrischen Nomenklatur ganz herausfallen, da in der psychiatrischen Nomenklatur die Unfähigkeit, Interessen des begehrten Objektes zu berücksichtigen, ein Definitionsmerkmal ist. Entsprechend wird in der oben angeführten Einteilung eine Differenzierung in Borderline-pervers und Borderline-paraphil vorgenommen, wobei Borderline-paraphil bedeutet, dass nicht ausschließlich perverse, sondern auch eindeutig paraphile Symptome auftreten. Die Paraphilie gilt somit als die schwerere Störung.

Es scheint mir wichtig, wenn auch schwierig, die unterschiedlichen Fähigkeiten Betroffener, die eigene Perversion mit der Realität in Einklang zu bringen, systematisch darzustellen. Am besten mag das noch gelingen, wenn man die oben genannten Persönlichkeitsorganisationen im Auge hat und sich auf das mit der Perversion verbundene Fantasieleben konzentriert.

Versucht man die bisher dargestellten Fallbeispiele nach *Schwere der Störung* zu ordnen, dann ergibt sich folgende Einteilung:

Der Patient mit der Faszination für gelbes Plastik, das sadomasochistische Paar sowie der pädophile Gymnasiallehrer gehören dem zweiten Schweregrad (der neurotisch-perversen Ebene) an. Der Patient mit dem Exhibitionismus dem dritten Schweregrad (der Borderline-perversen Ebene), der pädophile Werkzeugmacher dem vierten Schweregrad (der Borderline-paraphilen Ebene. Die ausschließlich homosexuell-pädophile Struktur seiner sexuellen Vorliebe ist nicht so wechselnd und schillernd wie bei anderen Borderline-Fällen, aber seine Fähigkeit, Partnerinteressen realistisch zu sehen und einzuschätzen, deutlich eingeschränkter als bei den vorher aufgezählten Fallvignetten. Der Patient, der zwei sadistische Tötungsdelikte begangen hat, gehört hingegen dem fünften Schweregrad (der Ebene des malignen Narzissmus) an.

Äußere Ereignisse als Auslöser

Die bisher beschriebenen Intensitäts- und Verlaufsmerkmale zeigen, dass man nicht aus dem Vorhandensein einer bestimmten sexuellen Vorliebe, zum Beispiel eines mehrmals aufgetretenen Sadismus, auf dessen Unabänderlichkeit schließen kann oder darauf, dass das Muster bei jeder sich bietenden Gelegenheit wieder auftreten würde. Neben Überlegungen zur *Struktur der Persönlichkeit* sind eben auch *Ereignisse in der Umwelt* des Betroffenen in Erwägung zu ziehen: Ist der Betroffene ständig massiven Belastungen seines Selbstwertgefühls ausgesetzt, die ein Gegengewicht erzwingen? Oder: Wie sehr steht er in einer Situation dauernder »Verführung« (etwa als pädophiler Lehrer), die sein Fantasieleben anregt und Gelegenheiten schafft, sodass in Belastungssituationen nur mehr ein kleiner Schritt zur »Tat« führt?

Fritz Morgenthaler (1974), der sich der Perversion von einer eher selbstpsychologisch und auf Heinz Kohut basierenden Denkrichtung nähert, hat die Funktion der Perversion als *Plombe im Ich* beschrieben, wie bereits mehrfach angesprochen. Diese Plombe füllt eine in früher Kindheit erworbene Lücke der Selbstwertregulation. Eine mangelhafte Trennung von Selbst und Objekt führt zu einem unlösbaren Widerspruch von Fantasie und Realität, den die perverse Befriedigung *periodisch* überbrückt. In vielen Fällen sind es narzisstische Krisen, die zum unwiderstehlichen Drang führen, eine Fantasie mit vielen unbewussten Anteilen umzusetzen.

Deutlich war das beim beschriebenen Patienten mit der Videokamera und dem fehlenden Zugang zur Befindlichkeit anderer Menschen. Besonders wenn er sich entwertet fühlte, griff er zu dieser infantil-sexuellen Bestätigung. Dazu genügte der kurze, erstaunte, erschrockene oder auch ärgerliche Blick einer Frau, der ihn dann für einige Zeit beruhigen konnte. Bei manchen Exhibitionisten braucht es eine größere Zahl solcher kurzen Episoden, bis sie wieder zur Ruhe kommen, manche geraten in einen Rausch und müssen wiederholen, bis sie von verärgerten Passanten oder der Polizei daran gehindert werden. Viele von ihnen bleiben auch jahrelang von dem Drang, »es wieder zu tun«, verschont, bevor es abermals passieren muss. Der Exhibitionismus bietet oft ein gutes Beispiel für eine stabile plombenartige Perversionsbildung, die jahrelang ihre Funktion erfüllen kann, ohne sich zu verändern.

Nikolaus Becker (2008) hat deutlich gemacht, welch unterschiedliche Funktionen eine perverse Symptombildung wie der Sadomasochismus für die Beziehungsgestaltung eines Menschen einnehmen kann. Er hat das, was Morgenthaler die »Plombe« nennt, noch weiter aufgefächert und dabei die Rolle differenziert, die Sadomasochismus für das Selbst und das Funktionieren des Ichs spielt.

Seiner Meinung nach kann Sadomasochismus viele unterschiedliche Funktionen übernehmen: Er kann als einfache »Vorspielvariante« regelmäßig auftreten, er kann aber auch die Möglichkeit bieten, in jenen Phasen des Lebens, in denen »ein Gefühl von Leblosigkeit« auftritt, durch sexualisierte Pseudolebendigkeit dieses Gefühl abzuwehren. Manchmal ist es eine eingetretene Beziehungskonstellation, die durch ihre besondere Enge das Identitätsgefühl bedroht und deshalb nach kontrollierendem Abstand in Form eines sexuellen Rituals verlangt. Er kann aber auch nach traumatischen Gewalterfahrungen auftreten und dient dann dazu, den Hass durch ein sexuelles Ritual zu kanalisieren.

Suchtartiger und zwanghafter Verlauf

Im Folgenden werde ich sowohl süchtiges wie zwanghaftes sexuelles Begehren unter dem relativ neutralen Begriff der »Hypersexualität« zusammenfassen, um der immer wieder schwierigen und kontroversen Diskussion auszuweichen, ob es sich im Einzelfall mehr um eine Sucht oder einen Zwang gehandelt habe. Dies ist auch ein Vorgehen, das Martin P. Kafka (2009) für die neue Nomenklatur des DSM-V vorgeschlagen hat, da es tatsächlich in empirisch-epidemiologischen Untersuchungen starke Überschneidungen dieser Phänomene gab.

Nur sehr wenige Psychoanalytiker haben sich dem Phänomen einer süchtigen oder zwanghaften Verlaufsform von Perversion bzw. dem Phänomen der Hypersexualität gewidmet, bei der die Vorstellung herrscht, unter keinen Umständen – auch auf die Gefahr größter Selbstschädigung hin – auf bestimmte sexuelle Aktivitäten und die damit verbundene Lust verzichten zu können. Nur bei Otto Fenichel (1945) wird der Begriff der sexuellen Süchtigkeit explizit verwendet, Wayne A. Myers (1994) hat entsprechende Fallgeschichten veröffentlicht. Otto F. Kernberg (1967) und Heinz Kohut (1971) sprechen jeweils indirekt von diesem Phänomen.

Dabei wird bei den meisten psychoanalytischen Untersuchungen zwischen Perversion und einer (gewöhnlichen) Hypersexualität unterschieden, obwohl bei Hypersexualität und bei Perversionen ähnliche Verhältnisse in der Mutter-Kind-Beziehung beobachtet wurden (Goodman 1998): Unter »Hypersexualität« versteht man ein sexuelles Begehren, das nicht wegen eines abweichenden Ziels oder Objekts auffällt, sondern aufgrund seiner ungewöhnlichen Stärke.

Melanie Klein (1957) zum Beispiel hat die doppelte Funktion einer pathologischen Hypersexualität betont. Sie stellte fest, dass Hypersexualität einerseits durch das Bedürfnis nach sexueller Befriedigung motiviert sei, aber andererseits auch durch das Bedürfnis, Hass und daraus folgende Zerstörungswünsche gegenüber der ambivalent erlebten »oralen Mutter« abzuwehren. Sie war der Auffassung, dass eine vorzeitige Intensivierung genitaler Bedürfnisse von einer ungenügenden oralen Gratifikation stammen könnten. Daraus ergäbe sich eine Mischung aus oralen und genitalen Tendenzen, wodurch »die orale Beziehung genitalisiert wird und die genitalen Tendenzen eine Färbung von oralem Begehren und oralen Ängsten bekommen« (Klein 1957, S. 195, eigene Übersetzung): Da aber letztlich genitale Aktivitäten orale Bedürfnisse nicht stillen können, werde die unersättliche Getriebenheit zwanghafter Masturbation perpetuiert. Ebenso verhalte es sich mit der Tendenz zur Promiskuität und zu anderen zwanghaften sexuellen Aktivitäten.

Der Sexologe Hans Giese (1962) war der Erste, der die Dialektik von sexuellem Beziehungsbedürfnis und der Lust an einer rein sexuellen Erregung durch einen unbekannten attraktiven Partner oder einen Fetisch dazu benutzte, um damit paradigmatisch »Perversion« zu definieren. Die Unfähigkeit des Wir-Erlebens war *eines* seiner Hauptkriterien für das Verfehlen einer ganzheitliche Sexualität. Nach seiner Ansicht waren nur Formen gemeinsamen sexuellen Erlebens mit einer *ganzheitlichen* Sexualität vereinbar. Deshalb schuf er Leitlinien für die Definition der Perversion, die große Ähnlichkeiten mit den Kriterien für Sucht in der Psychiatrie hatten:

1. gesteigerte Sinnlichkeit,
2. Zunahme von Frequenz bei gleichzeitiger Abnahme von Befriedigung,
3. zunehmende Promiskuität und Anonymität der sexuellen Kontakte,
4. Zunahme von Fantasien, Praktiken und Raffinement,
5. ein Empfinden von Zwang oder Sucht sowie
6. periodisch zunehmendes Begehren.

Gerade der in den letzten Jahren massiv gestiegene Konsum von Pornografie im Internet hat uns wieder auf die Bedeutung von an Sucht erinnernde Hypersexualität unter dem Einfluss eines massiven Angebots sexueller Stimuli aufmerksam gemacht (vgl. Hill et al. 2007; Briken et al. 2007): Die Verlockung des sexuellen visuellen Anreizes (des sexuellen Signals) scheint dabei eine ähnlich starke Wirkung zur Förderung abhängigen Verhaltens zu haben wie die Suchtmittel bei der stoffgebundenen Sucht. Der visuelle Anreiz scheint vor allem für viele Männer leicht euphorisierend zu wirken, sodass er sogar das Bedürfnis nach dem Erleben realer geschlechtlicher Kontakte mit Partnern verdrängen kann (besonders wenn massivere Konflikte damit verbunden sind).

Es ist unwahrscheinlich und entspricht auch nicht der klinischen Erfahrung, dass alle Männer, die extensiv Pornografie konsumieren, eine ähnliche Persönlichkeitsstruktur oder ähnliche Beziehungsprobleme haben (vgl. Seto & Eke 2005): Die oben erwähnten Leitlinien von Giese könnten gut als Maß dafür benutzt werden, ob tatsächlich schon eine Sucht vorliegt, die als

Perversion bezeichnet werden könnte, oder nicht. Denn nicht das Interesse für erotische oder pornografische Bilder selbst soll als pathologisch bezeichnet werden, sondern die extensive und alles andere verdrängende Beschäftigung damit.

In den letzten Jahren haben sich einige Forscher jenseits der psychotherapeutischen Profession mit der Frage der pathologischen Bedeutung dieses Konsums beschäftigt, besonders im Rahmen von Komorbiditätsstudien bei Patienten, die wegen Paraphilie (psychiatrisch definiert!) in Behandlung kamen. Berühmt wurde vor allem Patrick Carnes (1983) Buch über sexuelle Sucht, das große Verbreitung fand. Allerdings gilt seine Definition als zu ungenau und unscharf. Eli Coleman und Mitarbeiter (2001) prägten den Begriff des »zwanghaften Sexualverhaltens« (»compulsive sexual behavior«), außerdem wurden ähnliche Phänomene von Susan L. McElroy und Mitarbeitern (1999) als »non-paraphilic sexual addiction – NPSA« bezeichnet. Martin P. Kafka und John Hennen (2002) schufen den Begriff der »Paraphilie-verwandten Störung« (»paraphilic related disorder«): Die Prävalenz gleichzeitig bestehender Probleme mit Substanzabhängigkeit war hoch (Kafka & Hennen 2002; McElroy et al. 1999).

Es ist sehr wahrscheinlich, dass das Konzept einer Störung, die zwanghafte Masturbation, fortgesetzte Promiskuität, Abhängigkeit von Pornografiekonsum und/oder Telefonsex umfassen, als Hypersexualität in die nächste Fassung des Diagnostischen und Statistischen Manuals (DSM-V) aufgenommen werden (vgl. Kafka 2009).

Eine solche Störung kann als eigenständige Störung vorkommen oder auch in Kombination mit einer Perversion. In diesen Fällen ist die Hypersexualität Zeichen der besonderen Schwere und eines ungünstigen Verlaufs der Perversion. Psychoanalytisch gesehen kann diese Kombination von Perversion mit Hypersexualität als Zeichen einer mehrfach problematisch gewordenen Beziehungsfähigkeit angesehen werden, und zwar mit einer Tendenz, sexuelle Lustsuche als Ersatz für eine ganzheitliche Beziehungsgestaltung einzusetzen. Trotz der großen Schwierigkeit in solchen Fällen, ein therapeutisches Bündnis zustande zu bringen, ist für eine ganzheitliche Beurteilung des Falles auch eine genauere Kenntnis der Objekt- und Selbstrepräsentanten notwendig.

Konsequenzen für die psychotherapeutische Arbeit

Eine »Basis-Therapie« zur »Ich-Stärkung«

Die Psychotherapieformen, die bei Sexualdelinquenz während einer Haft bzw. statt einer Haftstrafe angeboten werden, wurden in den letzten Jahren größeren Meta-Analysen unterzogen, um zu überprüfen, ob es sich bei ihnen tatsächlich um eine Alternative zur reinen Haftstrafe oder zu anderen gerichtlichen Sanktionen bis hin zu einer Sicherungsverwahrung handelt (vgl. Berner et al. 2007): Die Ergebnisse sind insofern relevant, weil es um Therapieangebote für Menschen mit Perversionen geht, die meist mit den klassischen psychotherapeutischen Verfahren nicht erreichbar sind. Zudem wollen sich viele traditionelle Psychotherapeuten aufgrund des »Zwangskontextes«, in dem Therapien für Straftäter angeboten werden müssen, der Aufgabe einer solchen Therapie gar nicht erst stellen.

Höchstens in der Hälfte der Fälle der behandelten Straftäter kann die Diagnose »sexuelle Präferenzstörung« im Sinne der psychiatrischen Klassifikation gestellt werden (vgl. Eher 2010): Da für größere Gruppen von Straftätern bisher praktisch nie eine differenzierte psychoanalytische Diagnostik durchgeführt wurde, sind die Ergebnisse der Forschung über Straftätertherapie auch für die psychodynamische Sichtweise relevant. Sie zeigen prinzipiell Wege auf, wie man mit Personen in eine Psychotherapie eintreten kann, die wenig Einsicht in den Charakter ihrer Störung haben und wenig motiviert sind, sich dieser Störung zu stellen.

Die großen Meta-Analysen der letzten Jahre können einen zumindest beschränkten Effekt der Straftätertherapien nachweisen, erbrachten aber meist bessere Ergebnisse für kognitive Verhaltenstherapie als für »einsichtsorientierte Therapien« (vgl. Schmucker 2007): Im Vergleich verschiedener Behandlungstechniken zeigte sich, dass jene Therapieprogramme bessere Effekte erzielten, die mit sehr konkreten Anweisungen arbeiten und Themen ansprechen, die in unmittelbarem Zusammenhang mit dem stehen, was die Personen mit dem Gesetz in Konflikt brachte. Verfahren, die der konkreten Denkweise der Straftäter entsprechen und auch mit konkreten Übungen arbeiten, scheinen ebenfalls bessere Effekte zu erzielen als Verfahren, die zum Beispiel Abstraktionsvermögen und tiefere »Einsicht« voraussetzten.

Diese Ergebnisse sind nicht wirklich erstaunlich. Wenn wir davon ausgehen, dass es Menschen, die mit dem Gesetz in Konflikt geraten sind, häufig an der nötigen Realitäts- und Affektkontrolle mangelt, dann werden Therapieverfahren, die sich mit der Kontrolle von Impulsivität, Affekten und der Bearbeitung von »Selbsttäuschungen« beschäftigen, unmittelbare Effekte haben. Mit Selbsttäuschungen umschreibt man kognitive Verzerrungen, die man meist vornimmt, um einem drängenden Affekt nachgeben zu können.

In den spezifisch für Sexualstraftäter entwickelten *kognitiv-verhaltenstherapeutisch strukturierten Psychotherapien* geht es zunächst um eine Art Basistherapie, eine Psychotherapie, die sich spezifisch mit dem Delikt beschäftigt: Die Betroffenen sollen lernen, wie man früh entsprechende Signale erkennt und das Risiko vermeidet, in alte Handlungsgewohnheiten zu verfallen. Diese Therapie gehört in die Gruppe der störungs- bzw. deliktspezifischen Behandlungen.

Die gemeinsame Endstrecke einer Entwicklung zu einem sexuellen Übergriff beinhaltet immer ein Element von Beziehungsfeindlichkeit und Ausblendung der Interessen der betroffenen Opfer, ganz gleich, ob sich diese Entwicklung erst vor dem Hintergrund einer definierbaren psychischen Störung abgespielt hat oder aufgrund einer situativ entstandenen Rücksichtslosigkeit. Die kognitiv-behavioralen Programme haben daher das klare Ziel, Selbsttäuschungen über die Effekte der paraphilen Handlungen für alle Beteiligten zu begrenzen. Beim Vorliegen umschriebener psychischer oder psychoorganischer Störungen können diese Programme mit anderen Behandlungsoptionen (etwa der medikamentösen Behandlung) kombiniert werden.

Mit den Mitteln kognitiver Verhaltenstherapie soll vorzugsweise im Gruppensetting (prinzipiell ist auch Einzeltherapie möglich) an konkreten Behandlungszielen gearbeitet werden. Das Gruppensetting hat sich, wie bei der Behandlung von Persönlichkeitsstörungen, als besonders geeignet erwiesen, da die Konfrontation mit den nicht realitätskonformen Annahmen durch die anderen Gruppenmitglieder viel besser angenommen werden kann als eine Konfrontation durch den Gruppenleiter.

Die Mittel der kognitiven Verhaltenstherapie sind: *kognitive Umstrukturierung, Verstärkung* und *Modelling*. Unter kognitiver Umstrukturierung versteht man, dass bestimmte kognitive Verzerrungen, die es dem Täter leicht machen, sich »die Erlaubnis« zur Tat zu geben, erkannt und durch realistische Kognitionen ersetzt werden. Beispiel: Die Meinung, Kinder würden durch Erwachsene schonender in die Sexualität eingeführt als durch Spiele mit Gleichaltrigen, wird als Selbstbetrug entlarvt und durch die erarbeitbare Erkenntnis ersetzt, dass Kinder durch die Konfrontation mit der Erwachsenensexualität schockiert und eingeschüchtert werden und dem Erwachsenen aus Scham und Angst nicht zu widersprechen wagen. Positive Einsichten werden verstärkt, sie dienen auch als Modell. Die zu erreichenden Therapieziele sind die:

- Übernahme von Verantwortung für das eigene Verhalten (etwa für die Straftaten),
- Stärkung der Motivation (aktiv an der Vermeidung von Rückfällen mitzuarbeiten),
- Verbesserung der Beziehungsfähigkeit,
- Stärkung alternativer sexueller Verhaltensweisen,
- Verbesserung der Empathiefähigkeit,
- Stärkung von Ressourcen,
- Entwicklung sozialer und kognitiver Fähigkeiten, die für ein Leben ohne Sexualstraftaten benötigt werden.

Für die einzelnen Programme (in der sozialtherapeutischen Anstalt, im Maßregelvollzug oder in der forensischen Ambulanz) werden jeweils unterschiedliche Behandlungsmanuale entwickelt, in denen Richtlinien vorgegeben werden, wie die einzelnen Therapieblöcke mit den Betroffenen zu bearbeiten sind. Das in der sozialtherapeutischen Station angebotene Programm umfasst beispielsweise vierzig solcher Blöcke, die bei wöchentlicher Frequenz der Therapiestunden in einem bis zwei Jahren abgearbeitet werden können.

Diese kurze Darstellung soll genügen, um deutlich zu machen, dass es bei den angesprochenen Therapieformen im Wesentlichen (wenn man es psychodynamisch formulieren will) um eine Ich-Stärkung geht, die einen besseren Umgang mit der Realität herbeiführen sollte. Dass eine solche Vorgangsweise auch bei Perversionen effektiv sein kann, steht außer Zweifel.

Entsexualisierung der Übertragung

Die Beeinflussbarkeit der Perversionen mit der psychoanalytischen Behandlungstechnik wird meist sehr kritisch beurteilt. Otto Fenichel schreibt schon 1931, dass »sekundärer Krankheitsgewinn« die Behandlungsprognose bei der Perversion verschlechtere,

> »weil sie den Heilungswillen des Ichs beeinträchtigt. Bei den Perversionen, deren Symptome bewusst als lustvoll erlebt werden, gibt es ja, abgesehen von autochthonen oder durch die Umwelt produzierten Gewissensregungen, überhaupt kein Leiden, sondern nur Gewinn. Der Kranke ist seinen quälenden Ödipuskonflikten auf eine ihm Lust bietende Weise entgangen. Die Therapie bedroht ihn also nicht nur mit dem Verlust eines Genußes – der einzigen Sexuallust, die der Patient kennt [das gilt natürlich nur für die ausschließlichen Formen], während ihm die versprochene normale als Taube auf dem Dach erscheinen muß –, sondern außerdem mit dem Aufflackern unangenehmer Konflikte, denen er in seiner Krankheit entgeht« (Fenichel 1931, S. 43).

In derselben Arbeit schreibt er aber, dass die *Kombination von Perversionen und Neurosen* sehr häufig auftritt und die Prognose dort am besten ist, wo das neurotische Leiden den Motor der Behandlung abgibt. Übersetzt man das in das heutige

Strukturdenken nach Kernberg, dann heißt das natürlich, dass die Prognose umso besser ausfällt, je mehr die Perversion auf der neurotischen Strukturebene und nicht allzu tief auf der Borderline-Ebene angesiedelt ist; umso schlechter, je mehr sie auf der Ebene des malignen Narzissmus auftritt. Als weiteres Prognosekriterium fügt Fenichel noch die *narzisstische Struktur* der Störung an. Je narzisstischer, desto schwerer wäre eine Übertragung herzustellen (ebd., S. 44).

Wenn man eine Perversion heute auch anders definiert als zu Fenichels Zeiten und nicht von einer Mischung aus Neurose und Perversion spricht, sondern von *Schweregraden*, so gilt doch: Sie wird gemessen an der *Tiefe der Regression* (bezüglich Libido und Ich) im analen und oralen Bereich, an der *Intensität der Aggression* (nach Stoller der Rache-Affekt), die abgewehrt werden muss, an der *Tiefe der Spaltung* sowie an ihrem Verhältnis zu den anderen, reiferen Abwehrmechanismen wie der Verdrängung und insbesondere dem *Charakter der inneren Objekte* (für wie gefährlich werden sie gehalten?): Nach Fritz Morgenthaler könnte man auch fragen: Wie wichtig ist die *Funktion der Perversion als Plombe* für den Zusammenhalt des Ichs? Wird sie nur unter bestimmten Lebensumständen benötigt oder ist sie dauerhaft lebensnotwendig?

Heute würden wir auch nicht mehr wie zu Fenichels Zeiten davon ausgehen, dass bei einer narzisstischen Charakterstruktur keine Übertragung herzustellen ist. Wenn wir aber an Autoren denken wie De Masi (1999) oder Nissen (2010), der von »nicht objektalen« Perversionen spricht, dann gibt es Perversionsformen, bei denen die Betroffenen das Objekt zum reinen Fetisch materialisieren oder nur mehr an seiner Destruktion interessiert sind. Sie sind nach unserem heutigen Wissen kaum noch mit psychotherapeutischen Mitteln zu erreichen. Daher ist bei ihnen – wenn überhaupt – wohl nur in Verbindung mit einer medikamentösen Behandlung an Psychotherapie zu denken (Beispiel: die sadistische »Hinrichtung« eines zum Fetisch gemachten Kindes): Bei den anderen oben beschriebenen Kriterien für die Intensität von Perversionen (Regressionstiefe, Aggressionsgehalt, Persönlichkeitsstruktur) kann die Prognose für eine Psychotherapie je nach Intensität der Perversion eingeschätzt werden.

Kann man Perversionen einfach wie jede andere psychische Störung mit der »klassischen Technik« behandeln oder benötigt es besondere Strategien?

Wenn wir davon ausgehen, dass Perversionen auf allen Strukturniveaus der Persönlichkeit vorkommen, dann gelten zunächst dieselben Kriterien wie beim jeweiligen Persönlichkeits-Organisations-Niveau, das heißt, es geht je nach der Tiefe des Borderline-Niveaus um die *vorrangige Beachtung der Spaltung* gegenüber der Verdrängung. Nach Arnold Goldberg (1995) sind bei der Behandlung von Perversionen drei Aspekte zu beachten:

1. die Sexualisierung im Rapport des Patienten,
2. durch Deutung ist ihm dabei zu helfen, Spaltungstendenzen zu überwinden und damit die Sexualisierung zu reduzieren,
3. die spezielle Psychodynamik der Störung ist dann erst in dritter Hinsicht zu berücksichtigen (vgl. dazu auch Pfäfflin 2010).

Was Ricardo H. Etchegoyen (1991) als »Übertragungsperversion« der »Übertragungsneurose« gegenübergestellt hat, wird von neueren Autoren offensichtlich unter dem eingängigeren Begriff der *Sexualisierung der analytischen Situation* behandelt. Das hat unter anderem damit zu tun, dass sich die Neurose nicht mehr so scharf von der Psychose und der Perversion trennen lässt. Man muss nun je nach dem Vorherrschen einer bestimmten Abwehr »dynamisch« definieren: Verdrängung überwiegt bei der neurotischen Struktur, Spaltung bei Borderline-Struktur, Fraktionierung oder Verwerfung bei der psychotischen Struktur. Die Perversion ist durch Sexualisierung charakterisiert und kann mit einer neurotischen, einer Borderline- oder sogar einer psychotischen Struktur zusammenfallen.

Die Sexualisierung der analytischen Situation hat Reimut Reiche (2007) differenziert beschrieben und in Phasen eingeteilt. Elemente dieser Phasen werden im folgenden Kapitel dargestellt, daher seien sie zunächst kurz beschrieben:

1. Manchmal schon im Erstinterview, meist aber erst etwas später kommt eine für den Patienten typische sexuelle Szene zum Vorschein, die auch der Kommunikation mit dem Psychoanalytiker eine quasi sexuelle Bedeutung gibt (meiner Meinung nach besonders stark dann, wenn Patient und Psychoanalytiker unterschiedlichen Geschlechts sind).

2. Wenn der Patient bemerkt, wie existenziell er auf seine Perversion angewiesen ist, kommt es zu einer krisenhaften Zuspitzung (»Sie nehmen mir das Lebensnotwendige, ohne Ersatz dafür bieten zu können«).
3. Nach Überwindung der Krise kommt die Analyse in ruhigere Bahnen.
4. Um sich vor weiteren Krisen zu schützen, kommt es zur Idealisierung des Psychoanalytikers, von der dieser sich (auch um die schwierigen Krisen zu vermeiden) anstecken lässt (entspricht Morgenthalers »narzisstischer Spiegelübertragung«).
5. Wenn diese wechselseitige Idealisierung nun wieder sexualisiert wird, kommt es zur »Perversion der Übertragung« – offensichtlich im Sinne Etchegoyens (1991) –, die den Psychoanalytiker gleichzeitig seiner deutenden »Potenz« beraubt.

Diesen Prozess, der sich im Rahmen der Analyse einer Perversion mehrmals wiederholen kann, haben viele andere Psychoanalytiker in verschiedenen Varianten und mit unterschiedlichen technischen Ratschlägen beschrieben. Ich werde das mit einem von Ruth Stein (2000) gewählten Begriff als »Dilemma in der Behandlung der Perversion« beschreiben.

Das Dilemma in der Behandlung pervers-erotischer Übertragungen

Die Sexualisierung oder massive Erotisierung der Übertragung wird allgemein in der Psychoanalyse als »erotische« oder als »perverse« Übertragung konzeptualisiert. Sie stellt einen besonderen Risikofaktor für die Verwicklung und das Agieren vonseiten der Therapeutinnen und Therapeuten dar. Zur Verwicklung kommt es nach Ruth Stein aufgrund eines »Dilemmas«, das eintritt, weil Patienten die therapeutische Beziehung ständig erotisieren und sexualisieren und der Therapeut oder die Therapeutin den emotionellen Kontakt und die Arbeitsfähigkeit aufrechterhalten will. Sie zeigt das anhand einer Fallgeschichte (Stein 2000).

Joseph, ein Mann mittleren Alters, kam zur Psychoanalyse, weil er nicht allein sein konnte und manchmal unter panischen Ängsten litt. Als seine Frau ihn für kurze Zeit verließ, um für ihre kranke Mutter zu sorgen, entwickelte er eine so große Panik, dass er sich an seine beiden kleinen Kinder klammern musste. Mit seiner Frau verband ihn ein intensives, suchtartiges Sexualleben. Die von ihm bevorzugte Sexualtechnik war Cunnilingus. Wenn seiner Frau der täglich von ihm eingeforderte Sex einmal zu viel war, musste sie – wenn sie verhindern wollte, dass er in Panik verfiel – ihm versprechen, dass sie ihm sicher nächste Nacht wieder zur Verfügung stehen werde.

Sofort nach Beginn der Therapie erlebte Joseph einen intensiven leidenschaftlichen Liebesaffekt gegenüber seiner Psychoanalytikerin. Er starrte sie mit einem so eindeutig begehrlichen Grinsen an, dass es der Psychoanalytikerin innerlich schauderte. Joseph sagte ihr, sie sei ein Geschenk Gottes, er wolle um alles in der Welt mit ihr Liebe machen, die Therapie sei ihm völlig egal. Der Patient saß zu Beginn der Therapie seiner Psychoanalytikerin gegenüber. Als er eines Tages zu ihr sagte, er empfinde jetzt ganz lebhaft so, als ob sein Penis in ihrer Vagina wäre, fühlte diese sich wie in der Falle und tief erstaunt über sein impertinentes, fast spöttisch wirkendes Grinsen. Die Analytikerin war sich über die Grenze zwischen Realität und Fantasie nicht mehr im Klaren, fragte sich, ob sich hier eine psychotische Übertragung entwickelt habe. Als sie sich gezwungen fühlte, ihn aufzufordern, damit aufzuhören – also »Stopp!« sagen musste –, räumte er ein, dass es tatsächlich sein Ziel gewesen sei, die Psychoanalytikerin zu erregen.

Zuerst überlegte Frau Stein, ob sie den Patienten an einen männlichen Kollegen abgeben sollte, entschied sich aber dann, innerlich resolut, es doch nicht zum Abbruch kommen zu lassen und ihm noch eine Chance zu geben. Sie entschied sich für die liegende Position. Nach dieser Lösung fühlte sie sich deutlich ruhiger, in der Lage, Frustration und Befürchtung hinter sich zu lassen, und seine Schamgefühle wahrzunehmen, gegen die er ankämpfte und die er zwischen seiner Therapeutin und sich selbst absolut verleugnen musste.

Die Autorin meint, dass eine scharfe Konfrontation des Patienten mit dem krassen Widerspruch, der zwischen seiner Wahrnehmung der therapeutischen Beziehung und ihren eigenen tatsächlichen Empfindungen bestand, ihn vor Scham und innerer Verlassenheit fast hätte sterben lassen. Er sei zu sehr mit seinem »falschen Selbst« identifiziert gewesen, das auf einer gestörten Interaktion mit der Mutter beruhte, um die Realität akzeptieren zu können. Die reale Sicht der Dinge wäre für ihn vernichtend gewesen.

Das Verhalten des Patienten wird verständlicher, wenn man seine Vorgeschichte in Betracht zieht.

> Weil sich die Mutter immer als äußerst liberal begriffen hatte, sprach sie mit ihrem Sohn sehr offen über sexuelle Themen und teilte ihm auch im Detail die sexuellen Praktiken mit, die sie mit dem Vater vollzog. Mit neun Jahren, als die Mutter in eine so tiefe Depression fiel, dass sie die Pflege der Kinder Nachbarn überlassen musste, begann Joseph eine sexuelle Beziehung mit seiner jüngeren Schwester, die er immer als äußerst liebe- und lustvoll empfand. Diese Beziehung wurde von der Mutter als positives Erlebnis für beide Kinder gefördert. Das Verhalten der Mutter legt den Verdacht nahe, dass auch sie sexuelle Stimulierung als Trost gegen unerträgliche depressive Gefühle einsetzte.
>
> Aufgrund dieser Geschichte wird unmittelbar verständlich, dass der Patient ganz naiv die Frage stellen konnte: »Warum nicht Liebe zwischen uns?«, und dass er das »Nein« als beschämende und ihn in die Isolierung des Unverstandenseins zurückwerfende Geste erleben musste.

Wenn Ruth Stein auch mit Gail Simon Reed (1997) darin übereinstimmt, dass die »perverse Gratifikation« prinzipiell hinterfragt werden müsste, um die mit ihr verbundene Verleugnung von Getrenntheit vom Liebesobjekt und den damit verbundenen Schmerz und aggressiven Affekt deutlich zu machen, so kann sie sich doch nicht zu der beschämenden Realitätskonfrontation entschließen: der Deutung der Ich-Spaltung. Die intuitive Annahme, dies würde die Struktur des Patienten in den Grundfesten erschüttern oder ihn die Analyse abbrechen lassen, ließ sie jahrelang warten, bis sie das Falsche und das Wahre ansprechen konnte, das Pervertierte und das Authentische.

In der Zwischenzeit aber ließ sie es geschehen, dass sich der Patient roh und unsymbolisiert in eine lustvolle Interaktion mit der Psychoanalytikerin fantasierte, ohne die damit verbundenen Spaltungen in der Übertragung anzusprechen. Diese sexualisierte Interaktion war das Gegengewicht der tiefen Angst und

Verletztheit, die er geradezu körperlich hätte spüren müssen, wenn er diese Abwehr nicht hätte benutzen können. Aber nicht nur das sexuelle Agieren, auch die Idealisierung der Psychoanalytikerin und das unrealistische Gefühl von Besonderheit und Vorrecht gegenüber anderen ließ die Analytikerin zunächst ungedeutet stehen. Das schien ihr die einzige Möglichkeit zu sein, das Dilemma zu bewältigen, das in der Psychoanalyse mit Patienten mit Perversion und erotischer Übertragung auftritt. In ihrer Darstellung bezieht sie sich auf die Positionen von Reed (1997) und Morgenthaler (1974), um ihren eigenen Weg zwischen den beiden Polen des erwähnten Dilemmas herauszuarbeiten.

Welche Strategien gibt es im Umgang mit diesem Dilemma?

Sowohl Reed (1997) als auch Morgenthaler (1974) gehen davon aus, dass die Spaltung des Ichs und die damit verbundene Realitätsverleugnung die entscheidenden Abwehrmechanismen bei der Perversion sind. Gail Simon Reed bezieht sich dabei auf die klassische Freud'sche Metapher für Perversionen (siehe oben): Ein Teil des Ichs verleugnet die Bedrohung und verharrt in einer den Trieb befriedigenden Illusion, während der andere Teil des Ichs die Bedrohung wahrnimmt und sich weiter realitätsgerecht verhält. Der verleugnende Teil bleibt im Lusterleben einem kindlichen Modus und einer beziehungslosen Fixiertheit auf Gegenständliches oder Körperteile – den Fetisch – verhaftet.

Nach Reed muss der Patient damit konfrontiert werden, wie sehr dieser die Realität verleugnende Modus Ängste und Traumata abwehrt, wobei es nach ihr nicht nur um die Kastrationsdrohung, sondern auch um Objektverlust, Getrenntheit und Verlassenheit geht. Kommt es zu dieser Konfrontation nicht, bleibt der Psychoanalytiker passiv und lässt die illusionäre Verkennung der Realität weiter zu – so ändert sich an der pervers genannten Symptomatik nichts. Gail Reed ist der Ansicht, dass eine solche Konfrontation gelingen könnte und vom Patienten nicht als befremdend und sadistisch erlebt werden muss, wenn sie taktvoll genug und nicht aus sadistischer Gegenübertragung erfolgt. Dann kann sie vom Patienten als wahre Stütze und als Holding im Sinne Winnicotts wahrgenommen werden. Folgt aber der Psychoanalytiker dem Wunsch seiner Patienten und anerkennt zum Schein seine Illusion als realitätsgerecht, so führt das zur Stabilisierung der Spaltung und es tritt keine wesentliche Änderung in der Struktur des Patienten ein.

Ganz anders ist die Position von Fritz Morgenthaler (1974): Die perverse Befriedigung überbrücke jeweils periodisch einen unlösbaren Widerspruch zwischen fantasierter (narzisstischer) Größe und einer damit nicht in Einklang zu bringenden Realität. Sein Ziel in der Therapie ist *nicht*, die Perversion zum Verschwinden zu bringen, sondern die *Ablösung der Sexualisierung der Übertragung durch eine narzisstische Übertragung.* Unter günstigen Umständen kann die Perversion »zum Liebesspiel gesunden« und der Patient im Gewand der perversen Struktur eine wirkliche Liebesbeziehung aufbauen.

Die im Kohut'schen Sinn verstandene Störung der narzisstischen Entwicklung geht auch auf ein Trauma zurück – die mangelnde empathische Erlebnisfähigkeit der Mutter in der Dualunion mit dem Kind. Die mangelnde Empathie der Mutter verhindere, dass sich das entwickelnde Selbst mit Inhalten und Gefühlen auffüllen kann, also eine abgerundete Identität entwickelt. Die Verinnerlichung und Integration der idealisierten Elternbilder misslingt und das »Selbst rundet sich nicht ab, es bleibt eine Lücke« (Morgenthaler 1974, S. 1081). Bleiben abgespaltene Teile des grandiosen Selbst unintegriert im Seelenleben bestehen, dann gelingt es nicht mehr, die geradezu wahnhaften primärprozesshaften Interpretationen des Beziehungsgeschehens der Realität anzupassen, Illusion und Realität können nicht mehr miteinander versöhnt werden.

Wir sind wieder bei dem von Sigmund Freud beschriebenen »Einriss« im Ich, allerdings mit einer anderen theoretischen Erklärung. Nach Morgenthaler wird noch während der traumatisierenden Periode der narzisstischen Entwicklung stufenlos der Fetisch von kreativen Kräften des Kindes als eine Art Prothese erfunden, um die entsetzliche Lücke aufzufüllen, die durch die fehlende Entwicklung des Selbst entstanden ist. Morgenthalers technischer Rat im Umgang mit solchen illusionären Lusterlebnissen und deren Plombenfunktion ist Reeds Empfehlungen diametral entgegengesetzt. Es gehe eben nicht darum, die Plombe wegzureißen und damit die Kohärenz des Selbst endgültig zu zerstören. Ein solcher Versuch führe dazu, dass der Patient, der den Psychoanalytiker schon als Objekt besetzt hat, regressiv und projektiv im Analytiker die Züge der destruktiven phallischen Mutter reaktiviert. Ganz leicht könne sich daraus ein sadomasochistisches Agieren zwischen Psychoanalytiker und Patient ergeben oder – was wesentlich häufiger vorkomme – die Therapie abgebrochen werden.

Morgenthaler empfiehlt daher keinesfalls die Übertragung durch Deutung der aggressiven Gefühle, die abgewehrt gehalten werden, zu intensivieren, sondern vielmehr an der Position einer *narzisstischen Spiegelübertragung* festzuhalten.

In diesem Stadium der Übertragung werde die Tendenz des Patienten, den Psychoanalytiker sexuell-erotisch zu besetzen, langsam und stufenweise über identifikatorische Prozesse in eine Anreicherung des Selbst umgewandelt. Dadurch werde die Selbstrepräsentanz gefestigt und der Individuationsprozess gefördert. Dann folge meist wieder eine Phase der Objektbesetzung, die neuerlich von einer Phase narzisstischer Expansion gefolgt sei. In diesem Wechselgeschehen heilt nach Morgenthaler unter dem Schutz der intakten Plombe – also unter »Erhalt« der Perversion als solcher – die narzisstische Wunde, die aus der frühen Kindheit stamme. Nur in den allergünstigsten Fällen verliere die Plombe dann ihre funktionelle Notwendigkeit. In den meisten anderen Fällen kehre der Patient in besonderen Krisensituationen zum gewohnten Plombenmechanismus zurück, wenn auch in abgeschwächter Form.

Im Sinne Morgenthalers scheint auch der Patient von Frau Stein die Fähigkeit entwickelt zu haben, die positiven Gefühle der Psychoanalytikerin für seine Therapie zu nutzen. In seiner prinzipiell mangelhaften Wahrnehmung der anderen empfand er seine Analytikerin nicht nur als fürsorglich, sondern ihm sogar liebevoll zugewandt.

Es wurde in der Analyse viel über die komplexe Dynamik von Verführung, Unterwerfung und Zurückweisung gesprochen, bevor der Analysand in der Lage war, über seine tiefsten Ängste zu sprechen, nämlich die Angst vor bodenlosem Neid und nicht sättigbarer Gier. Als die Affekte des Neids und der Gier langsam dem erträglicheren Gefühl von Hunger wichen, begann sich der Patient als etwas ständig Überfließendes zu begreifen, ein nicht gehaltenes Wesen. Schmerzhaft kamen Erinnerungen zum Vorschein, in denen er sich als Kind allein fühlte, auch Todesängste hatte und über niemanden verfügte, der ihn beruhigt oder getröstet hätte. Er begann nun zu begreifen, warum er so massiv darum bemüht war, Eindruck auf andere zu machen, er musste gewissermaßen emotionale Erfahrungen aus ihnen »heraussaugen«.

Erst als der Patient seine Psychoanalytikerin als mögliches Liebesobjekt loslassen konnte, verliebte er sich in eine andere Frau – Julia –, die ähnlich wie die Psychoanalytikerin seine künstlerischen und intellektuellen Interessen mit ihm teilen konnte. Auch sie lehnte eine sexuelle Beziehung mit ihm ab. Die Psychoanalytikerin wurde durch viele Monate hindurch Zeugin der großen Pein, die es für den Patienten bedeutete, Julias Zurückweisung akzeptieren zu müssen. Er schaffte es trotzdem, ihr gegenüber seine Liebe aufrechtzuerhalten und sie weiter zu unterstützen. Gleichzeitig vertiefte und intensivierte sich die Beziehung zu seiner Frau.

Die reparative Erfahrung in der Übertragung einer nicht inzestuösen Beziehung zu einem mütterlichen beziehungsweise schwesterlichen Objekt hatte einen großen verändernden Effekt auf den Patienten. Sie wäre wohl nicht möglich gewesen, hätte sich die Übertragungsarbeit *allein* auf die Psychoanalytikerin beschränkt und hätte sich nicht die Möglichkeit geboten, den aufgetretenen Affekt aufzuteilen und die Beziehung zu Julia als eine Art »Hilfsübertragung« in die psychoanalytische Arbeit einzubeziehen.

Dies deckt sich mit Morgenthalers technischer Empfehlung, die Übertragung im Falle von Perversionen nicht zu intensiv werden zu lassen. Am Ende der Behandlung konnte der Patient seinen Einfluss auf andere deutlich realistischer und weniger narzisstisch einschätzen. Er benötigte deutlich weniger Selbst-Idealisierung, hatte weniger Angst und fühlte sich weniger hilflos.

Ruth Steins Fall scheint zunächst anzudeuten, dass es einen Ausweg aus dem ursprünglich aufgezeigten Dilemma gibt. Man müsse eben nicht zu sehr die von Reed aufgezeigte Gefahr fürchten, durch Deutungspassivität angesichts der massiven illusionären Verkennungen des Patienten im Sinne einer infantilen Ersatzbefriedigung selbst als Fetisch missbraucht zu werden und den Erkenntnisprozess des Analysanden zu stoppen. In der haltenden Atmosphäre einer narzisstisch bestätigenden therapeutischen Situation und einer sehr milden Begrenzung durch das Setting könne sich unter der Plombe der Perversion ein neues Gleichgewicht zwischen den verschiedenen Anteilen der Selbst-Repräsentation bilden. Diese beseitige zwar die Perversion nicht, mildere sie aber so wesentlich, dass man davon sprechen könne, dass die Perversion »zum Liebesspiel gesundet« sei.

Ich möchte dieser Sicht nicht widersprechen, sie aber doch deutlich relativieren und versuchen herauszuarbeiten, wie und unter welchen Umständen ein solcher Gesundungsprozess gelingen kann und wann er mit großer Wahrscheinlichkeit scheitern muss.

Die Katzenmörderin

Die Patientin hatte mit 16 Jahren versucht, ein gleich altes Mädchen aus dem Internat, in dem beide lebten, mit einem Messerstich in den Rücken zu töten. Die Freundin, mit der es nicht nur zu sexuellen Spielereien gekommen war, sondern auch zu einem spielerischen gegenseitigen Strangulieren, wollte die Beziehung beenden, als sie einmal bei diesen »Spielen« kurz das Bewusstsein verloren hatte. Außerdem hatte die Patientin Katzen durch Strangulation getötet und eines der Tiere mit dem Messer erstochen. Sie hatte die Freundin zu Tode erschreckt, als sie mit blutigen Händen zu ihr kam.

Als sich die Freundin abwenden wollte, stach ihr die Patientin mit dem Messer in den Rücken und verletzte sie schwer. Die Patientin wurde im Anschluss daran ein Jahr lang in der Jugendpsychiatrie behandelt, was allerdings keinen bleibenden Eindruck hinterlassen zu haben schien, soweit das bei der Exploration im vierzigsten Lebensjahr feststellbar war. Sie habe sich damaligen Therapeuten nicht geöffnet, sagte sie.

Nach der Entlassung hatte sie zunächst eine Beziehung zu einem jungen Mann, den sie überredete, sich mit Rasierklingen im Brustbereich zu verletzen und sie das ausgetretene Blut lecken zu lassen. Als sich der junge Mann von ihr abwandte, wurde sie von den Eltern ins Ausland geschickt, wo sie eine hochambivalente Beziehung zu einem jungen Mann einging, der wie sie früh seine leibliche Mutter verloren hatte. Den ersten Geschlechtsverkehr erlebte sie als Vergewaltigung.

Mich rührte an dieser Patientin in der Gegenübertragung am meisten das Schicksal des Kindes, das so früh und auf so dramatische Weise seine Mutter verloren hatte. Diese war an Brustkrebs erkrankt, als sie selbst erst zwei Jahre alt war, und starb, als die Patientin im siebten Lebensjahr war. In der Zeit zwischen zwei und sieben Jahren war aber weder die Mutter ausreichend verfügbar noch der Vater, der sich vorwiegend um die kranke Ehefrau gekümmert zu haben schien. Meine erste, noch völlig unkontrollierte Hypothese über die Genese der Perversion war, dass die Patientin die Niederlage des Mutterverlusts in ihrer Kindheit in den Triumph verwandelt hatte, vergiftete Milch aus Mutters Brust überlebt zu haben und daher Herr (Frau) über Leben und Tod zu sein. Ihr zunächst sehr lebendig wirkender und neugierig auf mich gerichteter Blick, der etwas Entschlossenes hatte, ihr Interesse an Fremden und ihr Mut, auch anderen Menschen gegenüber sehr außergewöhnliche Fantasien zu äußern, sprachen mich zunächst so unmittelbar an, dass ich dachte, mich gut mit ihr identifizieren zu können.

Die Patientin war im selben Jahr geboren wie ich und schien gleich nach ihrer Geburt die Unruhen des Krieges und der Nachkriegszeit ähnlich erlebt und noch ebenso dumpf in Erinnerung zu haben wie ich selbst. So verurteilte sie auch aufs Heftigste die noch immer latent faschistischen Einstellungen ihres Vaters. Ich hoffte, dem schwierigen Problem der Perversion, dessen Bearbeitung sich bei Männern als härter und beschwerlicher herausstellte, als ich mir als neugieriger Jungtherapeut träumen ließ, in der Bearbeitung mit einer Frau wieder mehr Libidinöses abgewinnen zu können.

Nach einer kurzen Phase positiver Übertragung, die am ehesten auf die Beziehung zum stützend erlebten Bruder zurückzuführen war, begann die Patientin, die wusste, dass ich mit Sexualstraftätern arbeitete, mich peinigend und provokant auf die Probe zu stellen. Sie wollte herausfinden, ob ich mehr auf der Seite dieser Opfer einer völlig verständnislosen grausamen Justiz stünde oder selbst diese Justiz repräsentiere und auch sie wie eine Straftäterin am liebsten ins Gefängnis stecken wolle. Sehr schnell wurde eine unüberbrückbare Spaltung zwischen der Welt ihrer lustvollen, aber tödlichen Fantasien und einer bürgerlichen Welt voll zwangsneurotisch erfüllter Pflichten und tief erlebter Unterdrückung durch die institutionellen Umstände deutlich.

Mein Dilemma in dieser Zeit bestand darin, dass mich die Patientin zwingen wollte, endlich zwischen diesen beiden Welten zu entscheiden beziehungsweise ihr zu bestätigen, dass ihre Fantasiewelt à la de Sade die wirklich echte Existenz sei. Sie selbst meinte, diese grausamen Fantasien zu benötigen, um den tiefen Defekt in ihrer Entwicklung, der durch den Ausfall der mütterlichen Zuwendung entstanden sei, zu überbrücken.

Einmal erschreckte sie mich massiv, indem sie mitten in der Therapiesitzung blitzartig und unvermittelt den Flügel eines Vogels, den sie kurz vorher getötet hatte, aus einer Tasche zog und mir in den Schoß warf. Anschließend bot sie an, mir das Messer, mit dem sie solche Handlungen vornahm, zur Aufbewahrung zu übergeben, und geriet, nachdem sie das getan hatte, in eine tiefe Abhängigkeit von mir. Ohne Messer fühlte sie sich hilflos und benötigte mich als ihren ständigen inneren Begleiter. Sie schien mir damals die Morgenthaler'sche Hypothese vom narzisstischen Defekt, der überbrückt werden müsse, sehr zu bestätigen.

Im dritten Jahr der Psychotherapie in einer Frequenz von dreimal wöchentlichen Sitzungen war die Patientin tief regrediert. Unter dem neu gewonnenen Eindruck, dass ihre aggressiv-sadistischen Tendenzen Ausdruck der Frustration ihrer Liebesbedürfnisse waren, Liebesbedürfnisse, die durch ihre Eltern viel zu wenig gesättigt worden waren und deren Befriedigung sie jetzt immer heftiger und konkreter von mir forderte, entwickelte sie ein neues perverses Muster. Nach Morgenthalers Worten hatte sich hinter der ersten Plombe eine zweite entwickelt. Statt zu masturbieren, legte sie sich daumenlutschend zu Hause aufs Bett, führte Selbstgespräche und dachte oft dabei an mich und meine frustrierend abstinente Haltung. Die aggressiven Impulse richteten sich jetzt mehr gegen sie selbst statt gegen äußere Objekte. Manchmal stach sie sich mit Injektionsnadeln und trank ihr eigenes Blut.

Aus der Zeitung erfuhr die Patientin von einem Mord an einem 17-jährigen Mädchen. Das Bild dieses Mädchens, das in einer illustrierten Wochenzeitschrift veröffentlicht worden war, rahmte sie und hing es gegenüber dem Bett auf. Die Selbstgespräche, die die Patientin nun mit diesem Mädchen führte, waren Ersatz für die ihr immer unzureichender erscheinende Therapie. Die ständigen Klagen, von mir zu wenig Zuwendung zu bekommen und mit mir ihre Kindheitsdefizite nicht kompensieren zu können, sowie der daraus resultierende Hass, veranlassten mich, einem Wunsch der Patientin nachzugeben und die Therapie im Sitzen in eine Therapie im Liegen auf der Couch umzuwandeln. Ich dachte damals, die massiven Bedürfnisse der Patientin besser bearbeiten zu können, wenn ich ihrem direkt fordernden Blick nicht so sehr ausgesetzt wäre und mehr inneren Raum hätte, um damit umzugehen, vielleicht auch die Fantasiewelt der Patientin aus gleicher Richtung und nicht so konfrontativ sehen zu können. Damit unterlag ich aber aus heutiger Sicht einem großen Irrtum.

Die erste Stunde im geänderten Setting, das ich natürlich vorher im Sitzen mit ihr vorbereitet hatte, begann ungewöhnlich. Die Patientin setzte sich ans Fußende der Couch und verharrte dort still für längere Zeit. Sie legte sich zunächst schräg auf die Couch und antwortete auf meine Frage danach, ob das so bequem sei, es sei jedenfalls besser als im Sitzen. Im Sessel hätte sie sich immer wie im Gefängnis gefühlt. Dann fragte sie nach etwas Blauem, fischte schließlich ein blaues Band aus ihrer Tasche und legte es auf die Couch. Dann legte sie sich selbst darauf. »Ist das gegen die Angst?«, fragte ich sie, und sie antwortete, es sei eben etwas Vertrautes. Es folgten Assoziationen über andere fetischartige Übergangsobjekte, die sie zu benutzen pflegte, auch das Messer, das früher unter ihrem Kopfkissen im Bett gelegen und das sie mir zur Aufbewahrung gegeben hatte.

In der nächsten Stunde wurde deutlich, dass die Gespräche mit dem Bild von dem ermordeten Mädchen viel psychotischeren Charakter hatten, als ich bisher gedacht hatte. Die Patientin fantasierte, dass dieses Mädchen die Augen öffne und wirklich mit ihr spreche. Den Fantasiecharakter dieses Erlebens betonend, fragte ich nach, wen dieses Mädchen – nennen wir sie hier Juliette – für sie wohl repräsentiere, und erinnerte sie daran, dass sie kurz vor der Geburt ihrer Tochter, als sie noch nicht wusste, ob sie das Kind zur Welt bringen oder sich lieber suizidieren wollte, in ähnlicher Weise mit ihrer Mutter gesprochen hatte. Sie war sich damals ebenfalls nicht sicher gewesen, ob sie nur lebhaft fantasierte oder ob die Mutter ihr leibhaftig erschienen war. Die Augenfarbe von Juliette erinnerte sie allerdings an mich, was ihr und mir deutlich machte, wie sehr die Gespräche mit Juliette für die Therapie standen, die ihrer Ansicht nach »zu wenig« war, und wie sehr der fantasierte Blick meinen Blick, den sie nun auf der Couch entbehrte, ersetzte.

Nach einer kurzzeitigen Beruhigung ging es schon einige Stunden später wieder um Leben und Tod, nämlich um das Kind eines Kollegen, das sie am liebsten im Zorn zu Boden geworfen hätte, weil es angeblich leblos blickte, und um Puppen in ihrer Kindheit, die sie sterben ließ und wieder zum Leben erweckte. »Das Spiel hatte wohl mit dem befürchteten Tod der Mutter zu tun«, sagte ich, worauf sich die Patientin an Briefe der Mutter aus dem Krankenhaus erinnerte und ihre vorwurfsvollen Antworten. »Die Vorwürfe, die Sie der Mutter machten, zeigten doch, wie sehr die Mutter ihnen fehlte«, sagte ich, worauf sie mir einen sehnsuchtsvollen Blick von der Couch zuwarf. »Schauen Sie, ob ich noch am Leben bin?«, fragte ich nicht ganz eingefühlt und vermutlich in Abwehr der zu intensiv empfundenen Übertragungssituation.

In der nächsten Stunde verlor ich den emotional-kommunikativen Kontakt zur Patientin völlig. Ich spürte ihre Verzweiflung und Enttäuschung, verstand aber nicht den aktuellen Anlass. Sie blieb die ganze Zeit aufrecht auf der Couch sitzen, ohne zu sprechen. Sie sagte, dass sie die Stadt für einige Tage verlassen möchte und biss dabei in ihre Hand. Dann sagte sie bedeutungsvoll, sie könne nicht die ganze Zeit davonlaufen, sie müsse endlich Position beziehen. Gegenfragen blieben unbeantwortet, ebenso mein Versuch, ihre Angst und ihre Konflikte um die Thematik der letzten Stunde anzusprechen. Sie stand blass auf, ging zu einer Pflanze im Raum, deren Blätter sie streichelte, und sagte, sie wolle das Messer zurück, das sie mir zur Aufbewahrung gegeben habe. Sie wünsche mich zu attackieren. Gleichzeitig sprang sie auf mich zu und versuchte mit ihren Händen meinen Hals zu erreichen. Um sie davon abzuhalten, musste ich sie mit Gewalt auf die Couch niederdrücken. Sofort ließ ihre Spannung nach und ich konnte sie wieder loslassen.

Zu meinem großen Erstaunen setzte die Patientin diesem Niederhalten kaum Widerstand entgegen, sodass ich erneut den Eindruck einer mehr sexuell als aggressiv getönten Erregung bei ihr hatte. Ich muss zudem einräumen, dass der unmittelbare körperliche Kontakt mit ihr auch in mir eine Mischung aus zorniger und wohl auch erotisch getönter Erregung erzeugte.

Sofort wurde es aber möglich, ruhig zu besprechen, dass es wohl besser wäre, die Behandlung für einige Tage zu unterbrechen.

Nach kurzer medikamentöser Behandlung nahmen wir die Therapie – nun erneut im Sitzen – wieder auf. Die Patientin verstand so wie ich selbst endlich, dass das Liegen ihre regressive Fantasietätigkeit zu sehr intensivierte. Bald wurde klar, dass eine konkrete Wahrnehmung im Behandlungszimmer der letzte Auslöser für den Ausbruch von Wut und für den Wunsch, mich zu attackieren, gewesen war. Ihr Blick war auf den Titel eines Buches gefallen, das auf meinem Tisch lag und das Wort »Inzest« enthielt. Das hatte sie daran erinnert, dass ich im Laufe der Therapie ihrer Meinung nach aus blindem Konservativismus – die Abstinenzregel – ihren Bedürfnissen, von mir berührt zu werden, nicht nachgegeben hätte. Vermutlich hätte ich ihrem Bedürfnis erotische Bedeutung gegeben, wie das in der Psychoanalyse ja üblich sei. Dieses Missverständnis hätte sie tief verletzt – so tief, wie es die Abwendung des Vaters nach dem Tod der Mutter gewesen war. Nach deren Tod hatte es nur noch formale Grüße und Händeschütteln, distanzierte Gespräche wie zwischen Erwachsenen und schließlich die Konkurrenz mit der Stiefmutter gegeben. Im Rückblick vermutete sie, dass der Vater – so wie ich – aufgrund falsch verstandener Angst vor Verführung die für sie so wichtige Zuwendung plötzlich zurückgezogen habe.

Die Patientin hat schließlich nach Jahren psychotherapeutischer Behandlung ihre sadomasochistischen Fantasien nur noch in sehr abgeschwächter Form zum Masturbieren benutzt. Meist war sie dabei Beobachterin beim Auspeitschen oder Quälen eines Mädchens. Sie wurde eine liebevolle Großmutter, ohne das Gefühl des Abgestorbenseins wiederholen zu müssen, das sie zu der Zeit, als ihre Tochter aufwuchs, begleitet hatte. Ein für sie selbst zufriedenstellendes Sexualleben hat sie allerdings nicht mehr erreicht.

Der Ausweg aus dem Dilemma

Bei der Patientin aus dem vorherigen Fallbeispiel hat der Versuch, die Spaltung zwischen realitätsgerechter Ich-Struktur und regressiver Beziehungssehnsucht auf der einen Seite und gewalttätiger Erotik auf der anderen zu bearbeiten, zu einem psychotischen Zusammenbruch geführt, der nur durch das Unterbrechen der Therapie und durch eine medikamentöse Zusatzbehandlung bearbeitet werden konnte. Die Spaltung ließ die alten, aus der Kindheit stammenden Beziehungsintrojekte unverbunden im Vorbewussten liegen, und zwar mit einer Tendenz, sie zu agieren, um sie endlich loszuwerden. Der Versuch, sie in einem psychoanalytischen Setting zu analysieren, führte zur Objektbesetzung des Therapeuten, auf den jeweils Bruchstücke der Introjekte reprojiziert wurden, ohne zu einem wirklichen Verständnis zu führen oder dem Psychoanalytiker die Chance zu geben, sie deutend umzuwandeln.

Es hat sich bei der agierten Szene mit dem Angriff auf den Psychoanalytiker zunächst scheinbar um eine Wiederholung des pubertären lebensgefährlichen Angriffs auf die Mitschülerin gehandelt. Aber auch das Verständnis der Patientin selbst, es wäre eine Wiederholung der Wut auf den Vater gewesen, da dieser die Nähebedürfnisse der Patientin sexuell-erotisch interpretiert habe und sich ihrer Meinung nach vor ihrer Verführung habe schützen wollen, erfasst nur eine oberflächliche Bedeutungsschicht. In der Tiefe geht es wohl vielmehr um eine verweigernd erlebte Mutter und eine neidvolle Rache an ihr, die sich aus der Sicht des Kindes so autonom zurückziehen konnte beziehungsweise verschwand. Dies würde im Sinne Morgenthalers bedeuten, dass bei zu starker Konzentration auf die Übertragung im therapeutischen Prozess ein regressiver Zustand den Patienten dazu bringt, eine phallisch-destruktiv erlebte Mutter auf den Psychoanalytiker zu projizieren, was dann meist zu sadomasochistischem Agieren oder zum Abbruch der Therapie führt.

Mithilfe von Wilfred Bions (1992) Denkansatz kann man dem Morgenthaler'schen Konzept noch etwas hinzufügen beziehungsweise es vertiefen. Die Fantasiebruchstücke der Patientin, die sie in ihrer Perversion und in der Übertragung mit mir ausagierte, hatten etwas von unverdauten Beta-Elementen (unverstandene Sinneseindrücke und Affekte): Das Blut des begehrten Objektes in sich einsaugen zu wollen, das Zerstückeln und Einverleiben, das Sich-Festkrallen am Hals des Objekts, bis dieses sich nicht mehr entwinden kann, das alles scheinen Modi einer sehr frühen oral geprägten Begegnung mit der Mutter zu sein, die sich nicht mehr ausdifferenzieren konnten, weil die Alpha-Funktion fehlte, die darin besteht, durch positive Erfahrungen mit der Mutter Affekte bewusster in sich aufnehmen zu können und sie erträglich werden zu lassen. So konnte sich auch die Kontaktschranke zwischen Bewusstem und Unbewusstem nicht differenzieren, und es kam zu dem, was schon Morgenthaler ausdrückte, wenn auch etwas einfacher als Bion: eine Unfähigkeit, unbewusste Fantasien und die Wahrnehmung der Realität miteinander zu versöhnen, eine Unfähigkeit, die unbewussten Fantasien so lange verändern zu können, bis sie als lustvolle Ansprüche mit anderen teilbar werden.

Es ist immer wieder betont worden, dass man wohl bei jedem Menschen gewisse perverse Momente finden könne. Nikolaus Becker (2008) hat deutlich gemacht, dass die zunächst äußerlich ganz ähnlich aussehende Plombe im Sinne einer sadomasochistischen Symptombildung für das Ich ganz unterschiedlich wichtig sein kann. Gewisse Sexualisierungen von aus Beziehungstraumata stammenden Aggressionen gibt es wohl bei jedem Menschen. Wie sehr tiefe und mit anderen Mitteln unüberbrückbare narzisstische Wunden überlagert werden, lässt sich keinesfalls aus dem »anderen«, gut funktionierenden Teil des Ichs abschätzen, eher noch aus der Frühgeschichte der Betroffenen und deren objektiv erlebten Traumata (Vater-Verlust, Mütter, die ihre Kinder misshandelt oder ausgebeutet haben, Aufenthalte in Heimen).

In diesem Sinne besteht auch ein exemplarischer Unterschied zwischen dem oben beschriebenen Fall von Ruth Stein und dem eben aus meiner Praxis geschilderten. Im ersten Fall war eine klassische psychoanalytische Behandlung im Liegen auf der Couch möglich und nach einer auflösbaren narzisstischen Spiegelübertragung hat sich für den Patienten die realistische Sicht seiner Beziehungsmöglichkeiten und deren affektive Nutzung wesentlich gebessert. Im zweiten Fall führte das klassische Setting zum psychotischen Zusammenbruch, die Psychotherapie konnte die irrationale Fantasietätigkeit nicht vollständig auflösen, es mussten andere psychotherapeutischen Strategien zu Hilfe genommen werden, die insgesamt auch zu einer Verbesserung von Realitätssinn und Affektverfügbarkeit führten. Die geschah allerdings, ohne der Patientin ein so tiefes Verständnis für die unbewusste Bedeutung ihrer Symptome zu vermitteln, wie das in der klassischen Psychoanalyse möglich wäre.

Im psychotherapeutischen Setting wird meist ein Zusammenhang zwischen der *Schwere der frühen Traumatisierung durch die Mutter* und der *Aggressivität des sexuellen Symptoms* deutlich sichtbar. Eine depressive und damit sich häufig entziehende Mutter hat beispielsweise unbewusste Feindseligkeit und Aggressivität im Kind provoziert, aber gleichzeitig vielleicht auch durch Beispielwirkung angeregt, sexuelle Stimulierung zur Selbsttröstung zu benutzen. Ihre Ambivalenz und doch zumindest teilweise vorhandene Verfügbarkeit hat zu einem ängstlich-ambivalenten Beziehungsstil im Kind geführt, in dem Sexualität ständig benutzt wurde, um Angst abzuwehren.

Was die Spaltung in den besonders schwer verlaufenden Fällen so unbeeinflussbar und unüberbrückbar macht, ist die massiv aggressive Bedeutung der unverarbeiteten Introjekte. So hätte im Fall der Katzenmörderin keine noch so sanft »Holding« darstellende oder alle Fantasien gewährende Haltung des Psychoanalytikers zum Zeitpunkt der Krise ihren ungestillten Bedürfnissen nach Objektverschlingung gerecht werden können. Man muss einfach »Stopp« sagen, wenn der Patient oder die Patientin den körperlichen Kontakt zum Therapeuten sucht. Auf der bewussten Ebene wollte die Patientin nur auf dem Schoß sitzend am Daumen lutschen können, unbewusst ging es sicher auch darum, die andere Seite der Spaltung zu verwirklichen, nämlich den Therapeuten zu strangulieren, um ihn ganz zu besitzen, »sein Blut auszusaugen«. Diese Fantasie kann dann auch für die Patientin ganz plötzlich und unkontrollierbar aus ihr herausbrechen.

Wenn solche Situationen auch oft nur durch Brüche und scheinbare Inkonsequenz in der Haltung des Therapeuten zu bewältigen sind, so muss das nicht unbedingt zum Schaden der Patienten sein, was auch der relative Therapieerfolg bei der oben erwähnten Patientin zeigt.

Man könnte im Sinne Reiches (2007) sagen: Durch das Ausagieren einer perversen Übertragung hat der Psychoanalytiker seine deutende Potenz verloren, es kam zu keinen tieferen Deutungen mehr, Psychoanalytiker und Patientin begnügten sich mit narzisstischer Spiegelung, aber diese Vorgangsweise hatte ihren stützenden Effekt, sodass die Patientin unter der Plombe ein stabileres Ich entwickeln konnte. Die Perversion ist zwar nicht zum Liebesspiel gesundet, aber sie hat deutlich an Aggressivität und Obsession verloren.

Ein weiteres Beispiel aus der Anfangsphase einer Psychotherapie soll nun deutlich machen, dass der von Reiche und vorher von Morgenthaler beschriebene Prozess auch viel milder und produktiver verlaufen kann. Dies gelingt, wenn erstens Psychoanalytiker und Patient das gleiche Geschlecht haben und zweitens die Perversion deutlich weniger Aggression enthält – also von vornherein weniger beeinträchtigende Traumata vorlagen. Denn trotz der Tatsache, dass die Übertragung auf den Therapeuten oder auf die Therapeutin immer mütterliche *und* väterliche Elemente enthält, spielt für das Übertragungsgeschehen das Geschlecht des Therapeuten eine nicht unwesentliche Rolle. Bei unterschiedlichem Geschlecht verläuft fast immer die Sexualisierung dramatischer und ist auch die Gefahr eines »Mitagierens« des Therapeuten deutlich höher – bei homosexuellen Patienten gilt naturgemäß das Gleiche für Gleichgeschlechtlichkeit von Patient und Therapeut.

Masochistischer Transvestismus

Ein 48-jähriger Patient kommt wegen seiner transvestitischen Fantasien zu mir, die zunehmend mehr Raum in seinem Alltag einnehmen und ihn deshalb behindern. Er ist Musiker, in viele kreative Projekte involviert und hat seine Partnerin, mit der er seit zehn Jahren zusammenlebt, in der Transvestitenszene kennengelernt. Sie war von Männern, die sich unterwerfen wollen, fasziniert. In ihrer Partnerschaft hat sich aber bei beiden zunehmend der Wunsch nach einer Beziehung durchgesetzt, in der Mann und Frau bei ihrer Identität bleiben können (beide waren in Therapie): Möglicherweise hat die Unterdrückung der transvestitischen Tendenzen zu einem neuen Aufleben in der Fantasie geführt.

In der fünften Sitzung zeigte mir der Patient Fotos, die von einer Künstlerin angefertigt worden waren und bei denen es um ein Spiel mit männlichen und weiblichen Sexualsymbolen ging. Auf einigen dieser Fotos ist er mit erigiertem Penis zu sehen. Ich spürte eine leichte, schamhafte Erregung beim Patienten. Er stellte mich auf die Probe, ob ich ein »Spießer« sei oder jemand, der den künstlerischen Wert der Darstellung erkenne. Unausgesprochen stellte sich eine narzisstische Spiegelübertragung ein. Der feinsinnige, intelligente Patient hatte mein Interesse gewonnen, und er schien beruhigt, dass ich seine kreative Seite anerkannte und ihn nicht sofort pathologisierte.

Nach etwa zehn Sitzungen, in denen es immer noch um das mögliche Setting einer weiteren Therapie ging, berichtete der Patient, dass er mit seiner Freundin seine Mutter in Frankreich besucht habe. Sein fünf Jahre älterer Bruder sei auch da gewesen. Er habe sich sehr unwohl gefühlt, habe die Mutter als kalt und sehr auf sich bezogen empfunden.

Zwei Dinge hätten ihn besonders gestört: Die Mutter sei in einer Situation, in der sie das Gespräch nicht mehr zu interessieren schien, hinausgegangen, dann aber wieder hereingekommen und habe die Bemerkung in den Raum gestellt, dass sie nicht verstehe, warum er sich so sehr dem Improvisieren (in der Musik) verschrieben habe. Das habe ihn geärgert, weil die Mutter doch wissen müsse, wie essenziell wichtig ihm Improvisieren wäre, und sie das doch auch direkt mit ihm und nicht »öffentlich« hätte besprechen können. Außerdem habe ihn geärgert, dass fast ausschließlich französisch gesprochen wurde, obwohl das seine Freundin nur schwer verstehe.

Später habe die Mutter das Essen bereits mit einem Tablett abgeräumt, obwohl seine Freundin noch weiter gegessen habe. Er habe zudem darunter gelitten, das alles schweigend ertragen zu haben, ohne selbst einzugreifen. Er habe das letztlich als eigene Missachtung gegenüber seiner Freundin empfunden.

Im weiteren Gespräch mit mir wurde deutlich, dass es eine versteckte Rivalität zwischen seiner Freundin und der Mutter gab, dass sich da vieles immer wiederholte. Der Patient hatte den Eindruck, dass seine Mutter ihm die Freundin »nicht gönne«. In der darauf folgenden Stunde berichtete er, dass er nach der letzten Stunde zunächst deprimiert gewesen sei, daraufhin hätten sich die transvestitischen Fantasien wieder intensiviert. Das Thema der Stunde begann sich neuerlich um die Konstellation zwischen der Freundin, ihm und der Mutter zu fokussieren. Schließlich kam auch der Bruder ins Bild, von dem er meinte, dass er zur Mutter den besseren Draht habe. Er sei extrovertiert, spreche viel und manchmal auch laut und affektiv, könne überzeugen, sei auch eher frankophil orientiert als er. Er verstehe sich aber gut mit seinem Bruder, bewundere ihn und sei mit ihm in der Beurteilung der Mutter einig.

Nur zögernd konnte der Patient auch Rivalität mit dem Bruder seit frühester Kindheit einräumen. Schon früh habe er die Tendenz gehabt, sich von der Mutter zurückzuziehen und sich mit sich selbst und unzähligen Fantasien zu beschäftigen. Damit begannen auch schon Kleidungsstücke und Dinge, die die Großmutter aus Paris gebracht hatte, eine Rolle zu spielen.

Ich bot die Deutung an, dass er wohl weder die Nähe der Mutter ertrug, weil sie so bestimmend war, noch ihre Ferne. Dann hatte er sich einsam gefühlt und war auch in die Kleider der Mutter geschlüpft, um ganz in ihr zu sein. Der Patient assoziierte eine bläulich grüne Hülle, die ihn umgab und die er nicht berühren wollte, weil sie reißen könnte – wie ein Wassertropfen mit großer Oberflächenspannung. Jetzt erinnerte er ein Kinderbuch, in dem es um einen Wassertropfen ging und was dieser erlebte – im Bach, im Fluss, im Ozean. Ich deutete ihm, dass der Wassertropfen im Bach, wo es noch Gischt gibt, als individueller Tropfen sichtbar bleiben könne, im Ozean löse er sich auf, er habe seine individuelle Existenz aufgegeben. Jetzt erinnerte er sich, dass diese Vorstellung von der bläulich grünen, zarten, blasenförmigen Hülle öfter auftauchte und ihn schon einmal an den Wunsch, in den Uterus zurückzukehren, erinnert habe.

Etwas später ging es noch einmal um Sprache und dass seine Muttersprache Französisch gewesen sei, er aber schon bald das Deutsche (vom Vater) mehr liebte. Heute, so meinte er, könne er sich im Deutschen besser ausdrücken. Als damit die Nähe zum Vater angesprochen war, erinnerte er sich, dass die Großmutter den Vater als den großen Schweiger bezeichnet habe. Sein Verhalten jetzt habe Ähnlichkeiten mit dem Schweigen des Vaters. Erleichtert verlässt der Patient die Stunde.

Ganz den von Reiche angeführten Kriterien entsprechend, war schon in der Anfangsphase der Therapie die »sexuelle Szene« aufgetreten, die aber noch ungedeutet blieb, die unterschwellige Sexualisierung des Settings wurde noch nicht angesprochen. Das führte beim Patienten zu einem Gefühl des Verstandenwerdens, zu einer narzisstischen Spiegelübertragung, aber gleichzeitig auch zu Bedenken, sich wirklich tief auf eine höher frequente Therapie einzulassen. Später kam Material über die Mutter hinzu, die Glassers Kernkomplex-These zu bestätigen scheint. Eine Stunde endete mit einem ambivalenten Versuch, in der Vater-Identifikation sein Heil zu finden. Wie die darauf folgende Stunde allerdings zeigte, blieb die Fantasie des Patienten doch wieder bei der Mutter hängen und bei der Vorstellung, dass es ihm nicht gelinge, bei ihr so zu sein, wie er wirklich sei. Trotzdem ist es keine Frage, dass die Arbeit am Mutterkonflikt ganz zentral für den Erfolg der Therapie bei diesem Patienten sein würde.

Diese Fallvignette zeigt eine »milde« Form von perversen Problemen, wie man ihr jederzeit in der Privatpraxis begegnen kann und die auch durchaus einen günstigen Verlauf nehmen kann, wenn man nur einige Richtlinien beachtet, die im nächsten Abschnitt zusammenfassend dargestellt werden.

Prinzipien einer psychoanalytischen Behandlung von Perversionen

Zur allgemeinen Orientierung einer Psychotherapie beim Vorliegen einer Perversion kann man sich mit Goldberg (1995) und Morgenthaler (1974) auf vier grundlegende Hinweise beschränken:

Deutungen der Sexualisierung: Therapeutinnen und Therapeuten sollten die Sexualisierung der Kommunikation früh erkennen. Der Patient will den Therapeuten in unbestimmter Weise (manchmal auch ganz bewusst) sexuell erregen und erlebt Deutungen als Hinweise auf den erotischen Charakter der therapeutischen Beziehung. Es ist schwierig, dies anzusprechen, ohne grob konfrontierend, zurückweisend oder selbst verführerisch erlebt zu werden. Deutungen der Sexualisierung werden in der Regel missverstanden und führen zu heftigen Reaktionen. Trotzdem sollte der Abwehrcharakter der Sexualisierung durch Deutung klar werden.

Erkennung der Übertragung und Gegenübertragung: Sehr häufig stellt sich eine narzisstische Übertragungs-Gegenübertragungs-Situation ein, die einerseits den Patienten eine Zeit lang Stütze sein kann und in diesem Sinne Ressource für die

Weiterentwicklung, andererseits besteht die Gefahr, dass sich der Therapeut (die Therapeutin) in diesem »ruhigen Fahrwasser« bequem einrichtet und der ganze therapeutische Prozess zum Stillstand kommt.

Erkennung der Spaltung: Besonders wichtig ist es, die Spaltung als Abwehr im Auge zu behalten und darauf zu achten, dass man nicht nur die eine Seite des Patienten zu sehen bekommt – entweder jene, in der das Ich die Welt unter Verleugnung von Realitätsaspekten nur aus der Lustperspektive sieht, oder die andere, die scheinbar anstandslos und realitätsgerecht funktioniert, ohne sich allerdings die Wichtigkeit der »Plombe« einzugestehen.

Durchbrechung des Suchtmusters: Bei einem suchtartigen Verlauf muss zunächst zumindest partielle »Abstinenz« erreicht werden, damit nicht die unwiderstehlich rasch sich anbietende Lustprämie jedes nachdenkliche, vernunftorientierte Entscheiden unterläuft. Von Alkoholikern und Süchtigen wissen wir, dass sie sich trotz besseren Wissens und Verstehens der unmittelbar eintretenden Erleichterung durch das Suchtmittel nicht entziehen können, wenn sie nicht vorher einige Zeit abstinent waren und alternative Entlastungsstrategien entwickelt haben. Erst dann hat sich genügend psychischer Raum entwickelt, der sie die psychische Bedeutung des Suchtmittels (des Stimulus) von allen Seiten betrachten lässt. Dann erst können sie sich der zunächst frustrierenden Wahrnehmung ihrer Beziehungsproblematik stellen, ohne gleich wieder resignierend ins alte Muster einsamer Ersatzbefriedigung zu verfallen. Für diese Fälle gilt: Zunächst Abstinenz sichern, um nicht in der Spirale ständiger Selbstschädigung unterzugehen. Danach folgt das Verstehen, für welche tieferen Bedürfnisse die rasche Lustprämie Ersatz bietet.

Erst jetzt kann dem Gedanken nachgegangen werden, ob dieses relativ einfach zu öffnende Lustventil nicht auch dazu dient, die dem Liebespartner nicht zumutbaren aggressiven, narzisstisch-verächtlichen, tief regressiv-schmutzigen oder auch die selbsterniedrigenden Bedürfnisse zu befriedigen, die in einer Dauerbeziehung keinen Platz haben.

Die bisherige Darstellung zeigt, dass immer nur ein Teil der Personen mit Perversionen durch die Methoden der psychoanalytischen Psychotherapie erreicht werden. Schon aufgrund des von Fenichel angesprochenen sekundären Krankheitsgewinns werden außerdem viele der Betroffenen gar keinen Grund sehen, sich auf eine Psychotherapie einzulassen. Eine solche ist auch nicht einzufordern, solange die Betroffenen keinen Grund dafür sehen und niemandem aus ihrer »Störung« ein Schaden erwächst. Sollte jedoch eine Perversion mit massiver Fremd- oder auch Selbstschädigung (etwa bei der Tendenz zu Selbstverstümmelungen oder bei lebensgefährlichen Aktionen zur Erhöhung der »Angst-Lust«) einhergehen, dann sind selbstverständlich auch andere als psychoanalytische Therapieverfahren ins Auge zu fassen. Zudem kann es sein, dass zumindest am Anfang einer Psychotherapie eine medikamentöse Begleitbehandlung hilfreich ist.

Medikamentöse Behandlung

In manchen Fälle, bei denen Perversionen vorliegen, sehen sich die Betroffenen außerstande, durch eigene kognitive oder affektive Operationen ihre Handlungsimpulse zu unterdrücken, obwohl sie gleichzeitig wissen, dass die intendierte Handlung anderen schaden wird und letzten Endes auch ihnen selbst, etwa weil ihnen Strafen drohen. In diesen Fällen kann heute eine Reihe von medikamentösen Behandlungsprinzipien in Kombination mit Psychotherapie zur Anwendung kommen.Es kommen verschiedene Medikamente infrage:

Selektive Serotonin-Wiederaufnahme-Inhibitoren (SSRI): Es handelt sich dabei um Antidepressiva, die sich auch in der Behandlung von chronischen Ängsten und Zwängen bewährt haben. Da es bei vielen perversen Impulsdurchbrüchen oder plötzlich intensivierten Obsessionen um Ereignisse handelt, die durch akute Konflikte und damit verbundene narzisstische Krisen hervorgerufen werden, empfiehlt sich die Gabe solcher »Stimmungsstabilisatoren«, da bei besserem Allgemeinbefinden und ausgeglichener Affektlage auch die Fähigkeit zur kognitiven und affektiven Selbstkontrolle steigt. Das Medikament kann dann die Funktion der »Ersatz-Plombe« übernehmen.

Naltrexon: Dabei handelt es sich um ein lang wirksames Opioid, das sich bei der Therapie von Alkohol- und Drogenabhängigen sowie bei der Behandlung von Impuls-Störungen und Borderline-Syndromen teilweise bewährt hat. Ralph Ryback (2004) hat aufgrund theoretischer Überlegungen die Anwendung bei Jugendlichen mit Tendenz zu sexuellen Übergriffen empfohlen. Niedrige endogene Opioidspiegel sind nämlich für sexuelle Erregung notwendig, hohe Spiegel hingegen hemmen die Dopamin-Ausschüttung und wirken deshalb sexuell hemmend.

Cyproteronacetat sowie LHRH-Agonisten (etwa Triptorelin): Die als Antiandrogen beschriebenen Substanzen hemmen die Ausschüttung beziehungsweise die Wirkung des männlichen Geschlechtshormons. Ihr Effekt wird durch die Meta-Analyse von Friedrich Lösel und Martin Schmucker (vgl. Schmucker 2007) zumindest nahegelegt. Es gibt Untersuchungen, die zeigen können, dass die sexuelle Fantasie-Intensität und die sexuelle »Dranghaftigkeit« beim Mann vom im Blut kreisenden freien Testosteron abhängig ist. Allerdings kann nicht die Richtung (der Inhalt) der Fantasien hormonell beeinflusst werden. Aber immerhin gibt diese Medikation dem Betroffenen die Möglichkeit, seine Dranghaftigkeit besser zu kontrollieren.

Einen Überblick über Indikationen, Wirkungen und Nebenwirkungen von Medikamenten sowie über die jeweiligen Anwendungsdauern kann in diesem Rahmen nicht gegeben werden (siehe dazu: Berner & Briken 2010).

Schlussbemerkung

Identitätsverlust und Persönlichkeit

Das Studium der Perversionen eröffnete Sigmund Freud tiefe Einsichten in die Funktionsweise von Sexualität und Erotik, die für seine Theoriebildung über die menschliche Psyche von entscheidender Bedeutung waren. Viele dieser Einsichten haben bis heute ihre Gültigkeit behalten, viele wurden inzwischen ergänzt und differenziert. Dazu gehört die wichtige Rolle der aus der frühen Kindheit stammenden Erfahrungen mit partiellen Triebbefriedigungen, die Freud den Partialtrieben zuordnete und die als Bausteine des Lusterlebens in jeder Perversion zu finden sind.

Ebenso gehört die Fetischbildung und ihr Zusammenhang mit frühen Ängsten zum Thema. Für Freud war die Kastrationsangst die wichtigste dieser Ängste, und tatsächlich ist diese Form der Angst heute bei Perversionen oft viel deutlicher zu erkennen als bei anderen psychischen Störungen. Die Kastrationsangst ist allerdings aus heutiger Sicht nur eine der bei Perversionen auftretenden und abgewehrten Ängste. Identitätsverlust und Trennung von primären Objekten sind darüber hinaus die am häufigsten erwähnten.

Die Rolle der Aggression für Perversionen wird heute für wichtiger gehalten als die der Libido, wie Freud sie beschrieb. Die moderne Psychoanalyse konzentriert sich aber in der praktischen Arbeit fast ausschließlich auf das innere Bild der primären Objekte. Triebdeutungen spielen dabei eine viel geringere Rolle als die mit den Objektrepräsentanzen verbundenen Affekte (Feindseligkeit, Trennungsangst): Davon ausgehend und unter Berücksichtigung moderner Instinktkonzepte hat Otto F. Kernberg (1991) vorgeschlagen, Libido und Aggression nicht mehr als Quelle von Affekten zu konzipieren, sondern als zwei höher strukturierte Motivationssysteme, die sich aus biologisch vorgegebenen Affekten aufbauen und eine komplexe Einstellung zum Objekt integrieren. Mit diesem theoretischen Konzept lassen sich sogar manche Formen von Perversionen, zum Beispiel der Exhibitionismus, leichter erklären.

Bei der psychoanalytischen Betrachtungsweise von Perversionen sollte berücksichtigt werden, dass es um das subjektive Erleben eines Betroffenen geht, das dieser gemeinsam mit dem Therapeuten durch einen tiefen und langen Blick auf seine individuelle Geschichte (Introspektion) zu verstehen sucht. Psychoanalytische Erklärungen müssen daher primär nach hermeneutisch-geisteswissenschaftlichen Kriterien beurteilt werden. Sie sollten aber bei aller Eigenständigkeit auch die Ergebnisse empirisch-naturwissenschaftlicher Forschung, die sich mit den materiellen Gegebenheiten des Menschen beschäftigt, berücksichtigen und sich zu ihnen nicht in Widerspruch stellen, denn beide Perspektiven sind auf die gleiche Wirklichkeit gerichtet.

Die *psychoanalytische Diagnose* einer Perversion sollte zunächst die *Grundsymptome* beschreiben: Fetischisierung, sadomasochistische Beziehungskonstellation und aus den Partialtrieben abgeleitetes Lusterleben. Um die Intensität und den Einfluss der Perversion auf das psychische Gleichgewicht der betreffenden Person besser beurteilen zu können, empfiehlt es sich, *Verlaufskriterien* im Auge zu haben: Perversion als konstante Plombe, als gelegentlicher Impulsdurchbruch oder als suchtartige Obsession mit einer Tendenz zur Eskalation. Da Perversionen auf allen drei *Persönlichkeitsstruktur-Niveaus* (dem neurotischen, dem Borderline- und dem psychotischen Niveau) vorkommen, sollte vor einer Therapieplanung auch die Frage der Persönlichkeitsstruktur geklärt werden.

Prinzipiell muss man bei der Psychotherapie der Perversionen darauf gefasst sein, dass viele Formen der psychoanalytischen Behandlung nicht zugänglich sind und dass man in solchen Fällen auch alternative Behandlungsmöglichkeiten zur Verfügung haben sollte. In der Diskussion über Perversionen sollte man bedenken, dass viele Perversionen weder Schaden anrichten noch die davon Betroffenen irgendwie unzufrieden sind. Dann brauchen sie auch nicht behandelt zu werden – das sollten Therapeutinnen und Therapeuten akzeptieren können.

Literatur

Araji, S.; Finkelhor, D. (1985): Explanations of pedophilia: review of empirical research. Bull. Am. Acad. Psychiatry Law 13, 17–37.

Arlow, J.A. (1971): Character perversion. In: Arlow, J.A. (Hg.): Psychoanalysis. Clinical Theory and Practice. Connecticut (International University Press Madison) 1991, S. 177–193.

Bach, S. (1994): The language of perversion and the language of love. New York (Jason Aronson).

Bagley, C.; Wood, M. & Young, L. (1994): Victim to abuser: mental health and behavioral sequels of child sexual abuse in a community survey of young adult males. Child Abuse Negl. 18, 683–696.

Bak, R.C. (1953): Fetishism. J. Am. Psychoanal. Assoc. 1, 285–289.

Bak, R.C. (1974): Distortions of the Concept of Fetishism. Psychoanal. Stud. Child 29, 191–214.

Bancroft, J. (1989): Human sexuality and its problems. Edinburgh (Churchill Livingstone).

Becker, N. (2008): Die psychoanalytische Theorie des Sadomasochismus. Wann ist SM krank? In: Hill, A.; Briken, P. & Berner, W. (Hg.): Lust-voller Schmerz. Gießen (Psychosozial-Verlag).

Becker, S. (2002): Weibliche Perversion. Z. Sexualforsch. 15, 281–301.

Berner, W. & Koch, J. (2009): Über die allgemeinste Erniedrigung des Liebeslebens heute. Z. Sexualforsch. 22, 340–352.

Berner, W. (1997): Die pädophilen Störungen als Perversion und Paraphilie. In: Buchheim, P.; Cierpka, M. & Seifert, T. (Hg.): Sexualität zwischen Phantasie und Realität. – Lindauer Texte. Berlin/Heidelberg (Springer), S. 120–131.

Berner, W. (2001): Störung der Sexualität: Paraphilie und Perversion. In: Kernberg, O.; Dulz, B. & Sachsse, U. (Hg.): Handbuch der Borderline-Störungen. Stuttgart (Schattauer), S. 319–330.

Berner, W. (2003): Ethik in der Behandlung von Pädophilen. In: Lehmkuhl, U. (Hg.): Ethische Grundlagen in der Kinder- und Jugendpsychiatrie und Psychotherapie. Göttingen (Vandenhoeck und Ruprecht), S. 168–181.

Berner, W. (2004): Pädophilie – eine sexuelle Orientierung? In: Richter-Appelt, H. & Hill, A. (Hg.): Geschlecht zwischen Spiel und Zwang. Gießen (Psychosozial-Verlag), S. 153–177.

Berner, W. (2005): Von der Perversion zur Paraphilie. In: Quindeau, I. & Sigusch, V. (Hg.): Freud und das Sexuelle. Frankfurt a.M. (Campus), S. 153–181.

Berner, W.; Briken, P. & Hill, A. (2007): Sexualstraftäter behandeln mit Psychotherapie und Medikamenten. Köln (Deutscher Ärzte-Verlag).

Berner, W.; Briken, P. (2010): Therapieangebote für Männer mit sexuellen Präferenzstörungen und Sexualdelinquenz. Forens. Psychiatr. Psychol. Kriminol. 4 (Suppl. 1), 8–16.

Berner, W.; Briken, P. (2011): Pleasure Seeking and the Aspect of Longing for an Object in Perversion. A neuropsychoanalytic perspective (in Vorbereitung).

Berridge, K.C. & Robinson, T.E. (2003): Parsing reward. Trends in Neurosciences 29(9), 507–513.

Bion, W.R. (1992): Cogitations. London (Karnac-Books).

Brenner, I. (1996): On Trauma, Perversion and »Multiple Personality«. J. Am. Psychoanal. Assoc. 44(3), 785–814.

Briken, P.; Habermann, N.; Berner, W. & Hill, A. (2007): Diagnosis and treatment of sexual addiction: A survey among German sex therapists. Sex Addict Compuls. 14, 131–143.

Brody, S. & Axelrad, S. (1978): Mothers, Fathers, and Children: Exploration in the Formation of Character in the First seven years. New York (Int. Univ. Press).

Buschmann, J.; Wilcox, D.; Krapohl, D.; Oelrich, M. & Hackett, S. (2010): Cybersex offender risk assessment. An exploratory study. Journal of Sexual Aggression 16(2), 197–209.

Carnes, P.J. (1983): Out of the shadows: Understanding sexual addiction. Minneapolis (CompCare Publications).

Chasseguet-Smirgel, J. (1975): Das Ichideal. Psychoanalytischer Essay über die »Krankheit der Idealität«. Frankfurt a.M. (Suhrkamp) 1981.

Chasseguet-Smirgel, J. (1984): Anatomie der menschlichen Perversion. Stuttgart (Deutsche Verlagsanstalt), 1989.

Chasseguet-Smirgel, J. (1986): Kreativität und Perversion. Frankfurt a.M. (Nexus).

Cohen, L.J.; Grebchenko, Y.F. (2009): Psychopathology and personality traits of pedophiles. Psychiatric Times 26(6), 1–8.

Cohen, L.J. (2010): Psychological correlates of pedophilia: Implications for treatment. Präsentation auf dem Symposium »Contemporary treatment of paraphilias« vom 16. bis 18. Juni 2010, Jerusalem (in Vorbereitung).

Cohen, L.J.; Grebchenko, Y.F.; Steinfeld, M. et al. (2008): Comparison of personality traits in pedophiles, abstinent opiate addicts, and healthy controls: considering pedophilia as an addictive behavior. J. Nerv. Ment. Dis. 196, 829–837.

Coleman, E.; Miner, M.; Ohlerking, F. & Raymond, N. (2001): Compulsive sexual behaviour inventory: a preliminary study of reliability and validity. Journal of Sex & Marital Therapy 27, 325–332.

Darwin, C. (1859): Die Entstehung der Arten. Stuttgart (Reclam) 1967.

Darwin, C. (1871): Die Abstammung des Menschen. Stuttgart (Kröner) 2002.

De Masi, F. (1999): Die sadomasochistische Perversion. Jahrbuch der Psychoanalyse. Beiheft 23. Stuttgart-Bad Cannstatt (Frohmann-Holzbog) 2010.

Dhawan, S.; Marshall, W.L. (1996): Sexual abuse histories of sexual offenders. Sex Abuse 8, 7ñ15.

Dworkin, A. (1987): Pornographie. Männer beherrschen Frauen. Köln (Emma Frauenverlag).

DSM-TR (2003): Diagnostisches und Statistisches Manual Psychischer Störungen – Textrevision – 4. Aufl. des DSM der American Psychiatric Association. Deutsche Bearbeitung und Einführung von Saß, H.; Wittchen, H.U.; Zaudig, M. & Houben, I. Göttingen (Hogrefe).

Eher, R.; Rettenberger, M. & Schilling, F. (2010): Psychiatrische Diagnosen bei Sexualstraftätern. Z. Sexualforsch. 23, 23–35.

Eshel, O. (2005): Pantheus rather than Oedipus. On Perversion, Survival and Analytic »Presencing«. International Journal of Psychoanalysis 86(4), 1071–1097.

Etchegoyen, R.H. (1991): Transference perversion. In: Etchegoyen, R.H. (Hg.): Fundamentals of psychoanalytic technique. London (Karnac), S. 186–202.

Fast, I. (1984): Gender Identity. A differentiation model. Hillsdale (Lawrence Erlbaum Associates).

Fenichel, O. (1931): Perversionen, Psychosen, Charakterstörungen. Darmstadt (Wissenschaftliche Buchgesellschaft) 1980.

Fenichel, O. (1945): The psychoanalytic theory of neurosis. New York (Norton).

Fogel, G.I. & Myers, W.A. (1991): Perversion and Near-Perversion in clinical practice. New Haven/London (Yale University Press), S. 36–56.

Frascella, J.; Potenca, M.N.; Brown, L.L. & Childress, A.R. (2010): Shared brain vulnerabilities open the way for nonsubstance addictions: Carving addiction at a new joint? Ann. N.Y. Acad. Sci. 1187, 294–315.

Freud, S. (1905): Drei Abhandlungen zur Sexualtheorie. GW, Bd. 5. Frankfurt a.M. (Fischer) 1969, S. 26–145.

Freud, S. (1912): Beiträge zur Psychologie des Liebeslebens II: Über die allgemeinste Erniedrigung des Liebeslebens. GW, Bd. 8. Frankfurt a.M. (Fischer) 1969, S. 78–91.

Freud, S. (1920): Jenseits des Lustprinzips. GW, Bd. 13. Frankfurt a.M. (Fischer) 1969, S. 2–69.

Freud, S. (1923): Das Ich und das Es. GW, Bd. 13. Frankfurt a.M. (Fischer) 1969, S. 237–289.

Freud, S. (1924): Das ökonomische Problem des Masochismus. GW, Bd. 13. Frankfurt a.M. (Fischer) 1969, S. 371–383.

Freud, S. (1927): Fetischismus. GW, Bd 14. Frankfurt a.M. (Fischer) 1968, S. 308–317.

Freud, S. (1940): Die Ichspaltung im Abwehrvorgang. GW, Bd. 17. Frankfurt a.M. (Fischer) 1966, S. 58–62.

Freund, K.; Kuban, M. (1994): The basis of the abused abuser theory of pedophilia: a further elaboration on an earlier study. Arch. Sex. Behav. 23, 553–563.

Galenson, E.; Roiphe, H. (1971): The impact of early sexual discovery on mood, defensive organisation and symbolization. Psychoanal. Stud. Child 26, 195–216.

Giese, H. (1962): Leitsymptome sexueller Perversionen. In: Giese, H. (Hg.): Psychopathologie der Sexualität. Stuttgart (Enke), S. 420–465.

Glasser, M. (1979): The role of aggression in the perversions. In: Rosen I. (Hg.): Sexual deviation. Oxford (Oxford University Press), S. 278–305.

Glasser, M. (1986): Identifications and its vicissitudes as observed in perversions. Int. J. Psychoanal. 67, 9–17.

Goldberg, A. (1995): The problem of perversion. The view from self-psychology. New Haven (Yale University Press).

Goodall, J. (1990): Through a window. Thirty years with the chimpanzees of Gombe. London (Penguin).

Goodman, A. (1998): Sexual addiction. An integrated approach. Connecticut (International Universities Press Inc.).

Green, A. (1993): Todestrieb, negativer Narzissmus, Desobjektalisierungsfunktion. Psyche 55, 869–877.

Greenacre, P. (1953): Certain relationships between fetishism and faulty development of the body image. Psychoanal. Stud. Child 8, 79–89.

Greenacre, P. (1955): Further considerations regarding fetishism. Psychoanal. Stud. Child 10, 187–194.

Greenacre, P. (1968): Perversions: General considerations regarding their genetic and dynamic background. Psychoanal. Stud. Child 23, 47–62.

Greenacre, P. (1970): The transitional object and the fetish with special reference to the role of illusion. Int. J. Psychoanal. 51, 447–456.

Greenacre, P. (1979): Fetishism. In: Rosen I. (Hg.): Sexual deviation, Oxford (Oxford Universitiy Press), S. 79–108.

Greenson, R.R. (1968): Dis-identifying from mother. Int. J. Psychoanal. 49, 370–374.

Hazan, C.; & Diamond, L.M. (2000): The place of attachment in human mating. Review of General Psychology 4(2), 186–204.

Henseler, H. & Wegener, P. (1993): Psychoanalysen, die ihre Zeit brauchen. Zwölf klinische Darstellungen. Opladen (Westdeutscher Verlag).

Hill, A.; Briken, P. & Berner, W. (2007): Pornographie und sexuelle Gewalt im Internet. Bundesgesundheitsblatt Gesundheitsforschung Gesundheitsschutz 50, 90–102.

Hill, A.; Habermann, N.; Berner, W. & Briken, P. (2006): Sexual sadism and sadistic personality disorder in sexual homicide. Journal of Personality Disorders 20, 671–84.

Dilling, H.; Mombour, W. & Schmidt, M. (Hg.) (2005): Weltgesundheitsorganisation. Internationale Klassifikation psychischer Störungen (ICD-10, Kap. V[F]). Klinisch-diagnostische Leitlinien. 5., durchgesehene und ergänzte Auflage. Bern (Verlag Hans Huber).

Kafka, M.P. & Hennen, J. (2002): A DSM-IV Axis I comorbidity study of males (n = 120) with paraphilias and paraphilia-related disorders. Sex Abuse 14, 349–366.

Kafka, M.P. (2009): Hypersexual disorder: A proposed diagnosis for DSM-V. Arch. Sex. Behav. doi:10.1007/s 10508-009-9574-7.

Kahn, M. (1983): Entfremdung bei Perversionen. Frankfurt a.M. (Suhrkamp).

Kaplan, L.J. (1991): Weibliche Perversionen. Von befleckter Unschuld und verweigerter Unterwerfung. Hamburg (Hoffmann und Campe).

Kernberg, O.F. (1967). Borderline personality organisation. J. Am. Psychoanal. Assoc. 15, 641–685.

Kernberg, O.F. (1988): Clinical Dimensions of Masochism. J. Am. Psychoanal. Assoc. 36(4), 1005–1029.

Kernberg, O.F. (1991): Sadomasochism, Sexual Excitement and Perversion. J. Am. Psychoanal. Assoc. 39(2), 333–362.

Kernberg, O.F. (1992): Aggression in Personality Disorders and Perversions. New Haven/London (Yale University Press).

Klein, M. (1957): Envy and Gratitude. New York (Basic Books).

Klusmann, D. (2002): Sexual motivation and the duration of partnership. Archives of Sexual Behavior 31(3), 275–287.

Kohut, H. (1971): The analysis of the self: A systematic approach to the psychoanalytic treatment of narcissistic personality disorders. New York (International University Press).

Krafft-Ebing, R. von (1890): Psychopathia sexualis. Stuttgart (Enke).

Lambie, I.; Seymore, F.; Lee, A. & Adams, P. (2002): Resilience in victim offender cycle in male sexual abuse. Sex Abuse 14, 31–48.

Laplanche, J. (2004): Die rätselhafte Botschaft des Anderen und ihre Konsequenzen für den Begriff des Unbewussten im Rahmen der allgemeinen Verführungstheorie. Psyche 58, 898–913.

Lorenz, K. (1963): On aggression. New York (Bantam Books).

Massie, H.; Szainberg, N.M. (1997): The ontogeny of a sexual fetish from birth to age 30 and memory processes. Int. J. Psychoanal. 78, 755–771.

McDougall, J. (1985): Die Urszene und das perverse Szenarium. In: McDougall, J.: Plädoyer für eine gewisse Anormalität. Frankfurt a.M. (Suhrkamp).

McDougall, J. (1986): Identifications, neoneeds and neosexualities. Int. J. Psychoanal. 67, 19–31.

McElroy, S.L.; Soutullo, C.A.; Taylor, P.; Nelson, E.B.; Beckman, D.A.; Brusman, L.A. et al. (1999): Psychiatric features of 36 men convicted of sexual offenses. J. Clin. Psychiatry 60, 414–420.

Miccio-Fonsecca, L.C. (2000): Adult and adolescent female sex offenders: experiences compared to other female and male sex offenders. J. Psychol. Human. Sexual. 11, 75ñ88.

Morgenthaler, F. (1974): Die Stellung der Perversionen in Metapsychologie und Technik. Psyche 28, 1077–1098.

Müller-Pozzi, H. (2010): Intersubjektivität und die infantile Sexualität. Vom Schicksal der Libidotheorie. Jahrbuch der Psychoanalyse, Bd. 61, S. 57–82.

Myers, W.A. (1994): Addictive sexual behavior. J. Am. Psychoanal. Assoc. 42(4), 1159–1182.

Nissen, B. (2010): Zur nichtobjektalen, autistoiden Perversion. Jahrbuch der Psychoanalyse, Bd. 60, S. 55–80.

Panksepp, J. (1998): Affective Neuroscience. The foundation of human and animal emotions. Oxford (Oxford University Press).

Payne, S. (1939): Some observations on the ego development of the fetishist. Int. J. Psychoanal. 20, 161–170.

Pfaff, D.W.; Martin, E.M. & Kow, L.M. (2007): Generalized brain arousal mechanisms contributing to libido. Neuro-Psychoanal. 9, 173–181.

Pfäfflin, F. (2010): Diverse Perversionskonstrukte. Jahrbuch der Psychoanalyse, Bd. 60, S. 81–100.

Quindeau, I. (2005): Braucht die Psychoanalyse eine Triebtheorie? In: Quindeau, I. & Sigusch, V. (Hg.): Freud und das Sexuelle. Frankfurt (Campus), S. 193–208.

Racker, H. (1959): Übertragung und Gegenübertragung. München (Reinhardt) 1978.

Reed, G.S. (1997): The Analyst's Interpretation as Fetish. J. Am. Psychoanal. Assoc. 45(4), 1153–1183.

Reiche, R. (2005): Das Rätsel der Sexualisierung. In: Quindeau, I. & Sigusch, V. (Hg.): Freud und das Sexuelle. Neue psychoanalytische und sexualwissenschaftliche Perspektiven. Frankfurt a.M. (Campus), S. 135–152.

Reiche, R. (2007): Psychoanalytische Therapie sexueller Perversionen. In: Sigusch, V. (Hg.): Sexuelle Störungen und ihre Behandlung. Stuttgart (Thieme), S. 276–291.

Rotmann, M. (1978): Die Bedeutung des Vaters in der »Wiederannäherungsphase«. Psyche 32(12), 1105–1147.

Ryback, R.S. (2004): Naltrexon in the therapy of adolescent sex offenders. J. Clin. Psychiatry 65(7), 982–986.

Salter, D.; McMillan, D.; Richards, M.; Talbott, T.; Hodges, J.; Bentovim, A.; Hastings, R.; Stevenson, J.; Skuse, D. (2003): Development of sexual abusive behaviour in sexually victimised males: A longitudinal study. The Lancet 361, 471–476.

Schmucker, M. (2007): Meta-Analysen zur Sexualstraftäterbehandlung. In: Berner, W.; Briken, P. & Hill, A. (Hg.): Sexualstraftäter behandeln mit Psychotherapie und Medikamenten. Köln (Deutscher Ärzte-Verlag), S. 13–31.

Schorsch, E. & Becker, N. (1977): Angst, Lust, Zerstörung. Sadismus als soziales und kriminelles Handeln. Zur Psychodynamik sexueller Tötungen. Reinbek (Rowohlt).

Seto, M.C. & Eke, A.W. (2005): The criminal history and later offending of child pornography offenders. Sexual Abuse 17, 201–210.

Sigusch, V. (2005): Neosexualitäten. Über den kulturellen Wandel von Liebe und Perversion. Frankfurt a.M. (Campus).

Singer, B. & Toates, F.M. (1987): Sexual motivation. J. Sex. Res. 23, 481–501.

Solms, M. & Turnbull, O. (2002): The brain and the inner world. An introduction to the neuroscience of subjective experience. New York (Other Press).

Stein, R. (2000): »False Love« – »Why not«: Fragments of an Analysis. Studies in Gender and Sexuality 1(2), 167–190.

Stoller, R. J. (1975): Perversion. Die erotische Form von Haß. Reinbeck (Rowohlt) 1979.

Stoller, R. J. (1979): Sexual excitement. New York (Pantheon).

Stoller, R. J. (1991): The Term Perversion. In: Fogel, G.I. & Myers, W.A. (Hg.): Perversions and near-perversions in clinical practice. New Haven/London (Yale University Press), S. 36–56.

Symons, D. (1979): The evolution of human sexuality. Oxford (University Press).

Thornhill, R. & Gangestad, S.W. (1996): The evolution of human sexuality. Trends in Ecology and Evolution 11(2), 98–102.

Tinbergen, N. (1951): The study of instinct. London (Oxford University Press).

Trivers, R. (1972): Parental investment and sexual selection. In: Campbell, B. (Hg.): Sexual selection and the descent of man 1871–1971. Chicago (Aldine), S. 136–179.

Whalen, R.M. (1966): Sexual motivation. Psychological Review 73, 151–163.

Wilson, E.O. (1975): Sociobiology: The new synthesis. Cambridge/Mass. (Harvard University Press).

Wilson, E.O. (1978): On human nature. Cambridge/Mass. (Harvard University Press).

Winnicott, D.W. (1953): Transitional objects and transitional phenomena. Int. J. Psychoanal. 34, 89–97.

Zeifman, D. & Hazan, C. (1997): The bond in pair bonds. In: Simpson, J.A. & Kenrick, D.T. (Hg.): Evolutionary social psychology. Mahwah (Laurence Erlbaum Associates), S. 237–264.

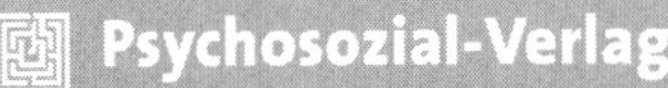

Günter Gödde, Michael B. Buchholz

Unbewusstes

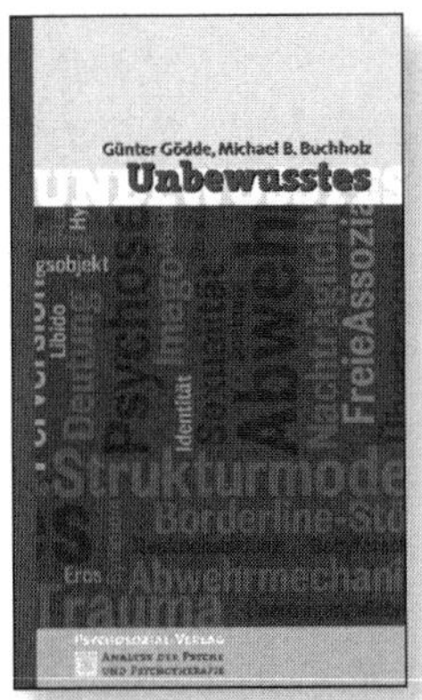

Analyse der Psyche und Psychotherapie Band 2
April 2011 · 144 Seiten · Broschur
ISBN 978-3-8379-2068-0

Freud erhob das »Unbewusste« zum Zentralbegriff der Psychoanalyse. Die Autoren zeichnen die Entwicklung des Begriffs in seiner ganzen Vielfalt nach und unterscheiden dabei zwischen einem vertikalen und horizontalen Modell des Unbewussten. Während das vertikale Unbewusste gleich einer Verdrängungsmaschine arbeitet, entspricht das horizontale einem Resonanzraum. Nach der Leitvorstellung psychoanalytischer und tiefenpsychologischer Therapien bedarf es einer Bearbeitung der vertikalen Ebene in Form der Bewusstmachung des Unbewussten mit der Zielsetzung, dass das Ich wieder »Herr im eigenen Haus« wird. Demgegenüber trägt das horizontale Modell den vielfachen Resonanzen in der Behandlungssituation Rechnung, die für die therapeutische Beziehungsgestaltung von größter Bedeutung sind. Beide Modelle müssen in ihrem Zusammenspiel berücksichtigt werden. Dies birgt ein neues Verständnis des Verhältnisses von psychoanalytischer Theorie und Praxis.

Dr. Günter Gödde, jur. Assessor, ist psychologischer Psychotherapeut in eigener Praxis, Dozent, Supervisor und Lehrtherapeut. Prof. Dr. Michael Buchholz arbeitet als Psychoanalytiker in eigener Praxis und ist Lehranalytiker.

Walltorstr. 10 · 35390 Gießen · Tel. 0641-969978-18 · Fax 0641-969978-19
bestellung@psychosozial-verlag.de · www.psychosozial-verlag.de

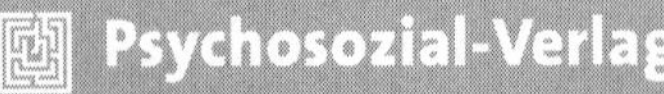

Horst Kächele,
Friedemann Pfäfflin (Hg.)

Behandlungsberichte und Therapiegeschichten

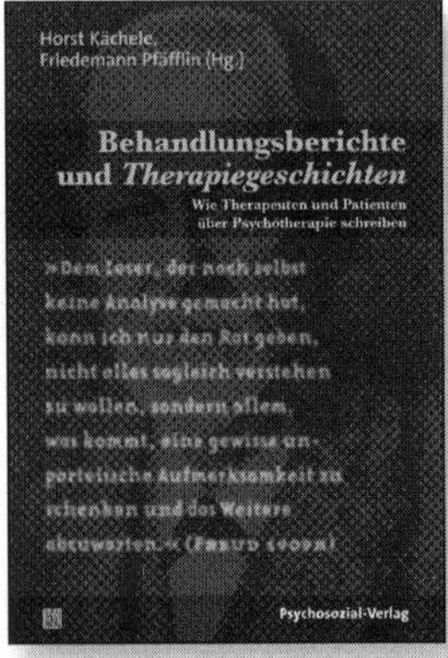

2009 · 340 Seiten · Broschur
ISBN 978-3-8379-2016-1

Seit jeher in der Geschichte der Psychoanalyse und Psychotherapie sind Fallberichte für die Entwicklung der Theorie und therapeutischen Technik von zentraler Bedeutung, angefangen bei Sigmund Freuds berühmten literarischen Texten und fortgeführt in Transkripten tonbandprotokollierter Aufzeichnungen einzelner Sitzungen und vollständiger Therapieverläufe. Auch Patienten beschreiben ihre Therapien und beziehen kritisch oder zustimmend dazu Stellung, was sie in ihrer Therapie erlebt haben, wie ihnen die Behandlung geholfen oder geschadet hat. Erst über die Polarität beider Perspektiven lassen sich Authentizität und Wahrheit therapeutischer Prozesse erfassen.

Michael B. Buchholz

Psycho-News IV

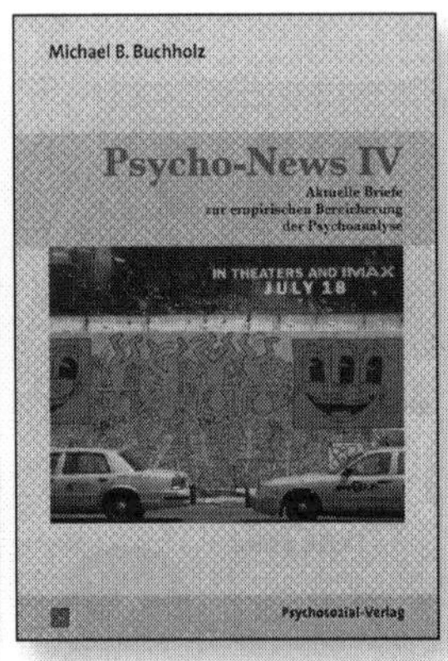

2009 · 456 Seiten · Broschur
ISBN 978-3-8379-2020-8

Ziel dieser Sammlung von »Psycho-News-Lettern« ist der Nachweis, dass die Psychoanalyse in der empirischen Forschung viel besser dasteht als gemeinhin angenommen. Michael B. Buchholz berichtet darin im Auftrag des DGPT-Vorstands monatlich über den aktuellen Forschungsstand.

Er informiert unter anderem darüber, ob die »Methode« oder der »Therapeut« hilft, was es Neues zur Gewaltforschung gibt, wie Psychoanalyse und Religion zueinander stehen, und präsentiert etwa Forschungen zur Frequenzfrage oder informiert über besondere Realitätsaspekte wie die Intrige in menschlichen Beziehungen. Mehrfach greift er Forschungen über die geheimen Beziehungen zwischen Psychoanalyse und Musik auf.

Walltorstr. 10 · 35390 Gießen · Tel. 0641-969978-18 · Fax 0641-969978-19
bestellung@psychosozial-verlag.de · www.psychosozial-verlag.de